疑难杂症临证案

刘学多 著

U0304677

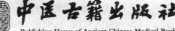
中医古籍出版社
Publishing House of Ancient Chinese Medical Books

图书在版编目（CIP）数据

疑难杂症临证案 / 刘学多著 . —北京：中医古籍出版社，2022.4
（2023.5 重印）
ISBN 978-7-5152-1982-0

Ⅰ . ①疑… Ⅱ . ①刘… Ⅲ . ①疑难病—中医临床—经验—中国—
现代 Ⅳ . ① R249.7

中国版本图书馆 CIP 数据核字（2019）第 293983 号

疑难杂症临证案

刘学多 著

责任编辑 张 磊 于 佳
封面设计 韩博玥
出版发行 中医古籍出版社
社 址 北京市东城区东直门内南小街 16 号（100700）
电 话 010-64089446（总编室）010-64002949（发行部）
网 址 www.zhongyiguji.com.cn
印 刷 廊坊市鸿煊印刷有限公司
开 本 850mm×1168mm 1/32
印 张 6.625
字 数 143 千字
版 次 2022 年 4 月第 1 版 2023 年 5 月第 2 次印刷
书 号 ISBN 978-7-5152-1982-0
定 价 29.00 元

自 序

我是一名地地道道的中医爱好者和临证实践者。

我刚从事中医工作时，是在一个缺医少药的基层医院，一干就是整整九年。当时由于形势的需要，下乡进村服务患者的事屡见不鲜。其间，我深切感受到农村百姓的困苦与不易，所以立志要成为一名像样的医生，为广大群众尽微薄之力，使农村百姓享受到花小钱而治大病的待遇。在农村基层，病种繁多，贫病交困，情极可悯，对于此，推开不管于心不忍，但是给予治疗，又力不从心。只有拜前辈圣贤为师，认真读书，翻阅资料，辨识病机，寻求有效治疗方法，以解患者燃眉之急。当时由于环境的特殊、患者群的特殊，我在诊疗过程中接触了繁多的病种，经过不断探索、锻炼，自身医疗水平有了较大的提高，取得了较好的临床效果。

20世纪90年代，我被调入县级医院工作，在那里，接治的患者多种多样，一些难治病、怪病目睹甚多。在长期的临床过程中，我认为疑难杂症可分为三类：①一些看似简单，但在治疗中十分棘手的疾病；②一些经过现代医学的各种检查，诊断明确，对症治疗后效果不著的疾病；③一些以现代医学的检查手段诊断，既无明确的化验指标、病位、性质所在，也没有典型的症状表现，被认为无病可言，但患者自我感受十分不适的疾病。这些疾病临床中确实比较多见，有的患者辗转于各西药之间数月、数年，甚至数十年，始终医治无效。对于这些疾病，在传统的中医理论指导下，医者应用辨证论治的方法，认真分析，审证求因，抓其主症，合理用药，确能绝路逢生，效如桴鼓。前人常常告诫我们："病有千端，法有万变，圆机活法，存乎其人。"临证时，对于病情复杂、非常少见的疾病，一定要视其表现，陈其根源，打破常规，"宗其法而不泥古，守其法而活用法"，灵活掌握，随机变通，真正做到有是症而便是药，有方有药，药到病除。

　　闲暇之时，静坐长思。继承和弘扬中医，是我们每个中医工作者不可推卸的责任。但是如何继承与弘扬，值得思考。自以为应做到认真临证实践，遵古守法创新，不断总结经验，弘扬中医精髓。故将数十年临证中一些治疗棘手的特殊病例，进行了整理，也算是对中医的继承和弘扬吧！书中介绍的病案，均系我临证直接所治，具有一定的代表性，因为表现在各个不同的学科中，这些疾病从症状、（症）病因、病机病位、病性等诸多方面都有各自的特殊性。因此，本人将其整理成册公示于众的目的只有一个，就是弘扬与展示祖国传统医学的精髓内涵，以及它神奇的临床效果，让众多的百姓形成得病后第一时间首先想到找中医治疗的思想理念，使我们中医这朵鲜花永开不败！

　　由于时间仓促，记事不甚缜密，加上本人基础理论知识欠缺，写作水平有限，不妥之处在所难免，恳请各位同仁谅解，并提出宝贵的意见，我定会加以改进。谢谢！

刘学多
2015 年 12 月

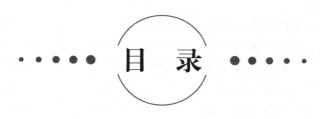

目 录

第一章　概　述

一、杂病名之起源及疑难病学术的兴起

疑难杂病：疑，惑也；疑难，顾名思义，疑问而难于判断或处理；杂病，杂乱无章、条理不清的病。

杂病之名最早见于《灵枢经·杂病第二十六》，主要论述厥气上逆，心痛，喉痛，疟疾，齿痛，耳聋，鼻衄，额、项、腰、膝疼痛，腹胀，大小便不利等症状。由于论述范围较广，病种较多，故曰杂病。汉代张仲景在《伤寒杂病论》中将伤寒以外，以内科为主的多科病证统称为杂病。元代太医院将医学分为十三科，其中杂医科为专门治疗杂病的学科。明代张景岳所撰《景岳全书·杂症谟》系内科杂病专著。清代吴谦等所编《医宗金鉴·杂病心法要诀》着重论述了内科杂病，包括中风、类中风、痉病等四十余种病证。沈金鳌所撰《杂病源流犀烛》（1773年）以介绍杂病为主，理、法、方、药较为完备，是一部有较大影响的杂病专书。1853年，日本丹波元坚撰《杂病广要》，该书广泛选集了我国历代三百一十六部医籍中有关内科杂病的七十余种病证，对每种杂病的辨证论治进行了较系统全面的介绍，不但在日本广为流传，在我国亦有较大影响。

综上所述，我们可以看到杂病为历代医家所重视，是中医学伟大宝库中一宝，值得我们继承和发扬。

明代医学家张景岳所倡导的"医不贵能愈病，而贵能

愈难病"的思想，深刻说明了疑难病学术及技术水平的地位，同时为后来治疗疑难病的开展奠定了基础。

中医疑难病学是以中医基础理论为指导思想，吸收了现代医学科学对疾病认识的先进内容，对疑难病进行系统整理和研究的一门学科。20世纪80年代初，李积敏创建中医疑难病学科理论体系学术思想，对于发展中医学术、提高中医在世界医学临床中的地位、推进中医学术国际化进程、提高中医的社会效益及经济效益、保障人类身体健康等方面，均有着重要的意义和作用。

在长期的临床实践中，我们时常会遇到一些久治不愈或前人缺乏恰当治疗方法的疾病。这些疾病既有中西医认为非常多见，乍看起来比较容易治疗，或不治自愈的疾病；又有中西医都认为较为少见，而且缺少前人经验的借鉴及特效疗法，或虽然临床非常多见，但无有效治疗方法，或症状极其复杂，或症状极其缺少，而又难以确定病名、病因、病位、病性的疾病。在这些疾病当中，既有内科的常见病、多发病，又有妇科、皮肤科、外科、五官科、儿科等常见病、多发病，这些疾病虽然比较多见，可偏偏存在问题也最多。有的患者辗转于各西药之间数月、数年，甚至数十年，始终医治无效，或虽暂时有效却长期缠绵于病榻之上，有时甚至转化为更加严重的疾病而死亡。对于这些症状非常繁杂或非常少见的疾病，在传统的中医理论指导下，应用辨证论治的方法，认真分析，审症求因，抓其主症合理给药，确能绝路逢生、效如桴鼓。前人常常告诫我们："病有千端，法有万变；圆机活法，存乎其人。"所以，我们在临证时，对于症情复杂且少见的疾病，一定要视其表现，陈其根源，打破常规，宗其法而不泥古，守其法而活用法，灵活掌握，随机变通，真正做到有是证便是药，有方有药，药到病除。

二、疑难病治疗及用药宗旨

1. 疑难病的定义

我们今天所说的疑难病，不单指临床上常见的风、厥、闭、脱、高热、类中风、暴死（假死）之类的疑难病，还指那些国内各大医院以及国外医院均认为是目前无特效药、无有效治疗方法的疾病，包括目前世界医学界都公认而定为难治病的几种病。西医所说的"难治病"是病因不明或病因虽明，但无有效疗法的疾病。我们中医把这些病称作"疑难病"，所谓"疑"是指从中医角度看，我们对这些病尚有疑问，需要运用中医理论辨病辨证，对其重新认识，从而找出治疗的方法；所谓"难"有两个意思，一是在治疗上困难较多，需努力钻研，攻克难关，二是所谓的"难治病"通过中医学的辨证论治，其中有的疾病或许是可治病，而不是难治病。正如《灵枢经·九针十二原第一》所说："今夫五藏之有疾也……疾虽久，犹可毕也，言不可治者，未得其术也。"

2. 疑难病的中医治疗

当今，医学界以现代医学为主导，疾病诊断以现代医学检查手段为依据。各种诊断已经明确，但无有效治疗方法的疑难病在临床上屡见不鲜。对此，用传统医学疗法却能起到绝路逢生的效果。历代前贤认为：中医治病讲究的是辨证，不论是已明确诊断的疾病还是未明确诊断的疾病，辨证始终是主要的、根本的，放弃了辨证就谈不到论治了。辨证不够准确，论治的疗效必然不会很好。辨证之所以能够指导论治，就在于经过综合分析患者的症状及其所表现的种种体征，辨知其为表、里、寒、热、虚、实中的某种证候，这个证候足以反映机体病变的实质，抓住了病变的实质，当然就有依据来立法论治了。

《医学源流论·知病必先知症论》云："凡一病必有数症，有病同症异者，有症同病异者……盖合之则曰病，分之则曰症……同此一症，因不同，用药亦异，变化无穷……每症究其缘由，详其情状，辨其异同，审其真伪，然后遍考方书本草，详求古人治法。一遇其症，应手辄愈，不知者以为神奇，其实古圣皆有成法也。"

中医学的辨证方法具有两大特点。首先要明确辨证的主要任务，不是直接去寻找生病的物质实体与掌握人体的器质性病变，而是要了解患病时机体出现的各项功能上的变化，根据这些变化来掌握疾病的本质；其次是由于辨证研究的对象是活的作为整体的人，所以需要把握疾病对人体整体造成的影响，如辨证中很重要的寒、热、虚、实等证候就是整体性功能病变的反应。

中医治疗疑难病，必须遵循中医学的理论体系。学好、用好辨证论治，突出中医特色，不要拘于西医的病名诊断，要以整体观、动态平衡观、天人相应观、七情与脏腑内在联系出发，运用中医诊察疾病的方法和步骤，对整个病情进行分析、判断，辨出病证，然后进行论治。正如《黄帝内经》所说："谨察阴阳所在而调之，以平为期。"这样才能提高疗效，突出发挥中医特长，为治疗疑难病做出贡献。

3.中药的使用宗旨

中药既是治病的兵将，又是清除病魔的有力武器。中药用于临床，其疗效好坏，就看是否遵循用药的原则。如果遵循理法，合理用药，疗效必然甚好，反之则不佳。

前贤云：方药之用与天时、环境等因素关系甚大，切忌尽信一方之验。为医者须知，病有因药而效者，有因他故而愈者，为医不唯知药能愈病之理，亦当知不药亦有愈人之时。尽信书，不如无书；尽信药，不如无药。

认病用药，思路宜宽不宜窄，但忌过深，需留有余地。一因病有轻重缓急，其变化无穷；一因辨证之初未必即准，要细加观察，认真辨证，做到用药如神，以病症之缓急定用药之参差。若要补，切忌蛮补，补中佐以动药，始能补而不见留滞；若要攻，切忌猛攻，攻中要有稳健之感；若用轻方和剂，亦忌浮飘之意，始能胸有成竹，进退有序，方以病立，药随症易，扶阴阳于未散，助正气以祛邪。

病有急慢之分，以慢性病之治而论，首当摸索病变之由来规律，切忌变法太多，易方过频，操之过急。每一种病的发生，都有一定的病因、病理、病机，服药之目的在于消除病根，平衡机体功能。病之进退，自有其规律可循，切准病机，步步为营。临床不当以用药而屏弃其他治法，亦不当以其他治法而屏弃用药，常需以退为进，俟正气抗病之机来复，精准给药以助一臂之力即可。

所以，中医临证必须要以中医药理论为指导，中药是中医治疗疾病的重要有力武器之一，它与中医理论密切结合在一起。几千年来形成了一套中医药独特的理论体系，并且长期的实践检验证明，确实行之有效。所以，我们在组方遣药时，一定要按照中医药学自身的使用规律去使用，遵循理、法、方、药的运用法则。当然，对于中药的近代科研成果也要及时吸收，以充实中药的使用内容，但一定注意不要生搬硬套，甚或肆意中药西用，如治疗大叶性肺炎、小儿肺炎，单用抑菌消炎的中药不如辨证论治的疗效好；治疗传染性肝病，如只为抗病毒、消炎而使用大队清热解毒的中药，不但效果往往不佳，而且常因苦寒败胃而影响中焦运化。因此，我们在使用中药时，要以中药理论为指导，在面对近代新成果时，符合辨证论治原则和理法方药的规律，并且能增强中医疗效的，则积极吸收，不可生搬硬套，更不可中药西用。所以，用药时深思熟虑，才能提高疗效。

第二章 治 则

中医临床效果的好坏，关键问题是治法的选择，如果治法选择正确，确有桴鼓之效。临床中对于一些危急重症以及久治不效之疑难杂症，治疗法则的选择直接关系到患者的生死。综观历代医案记载，仔细揣摩正确的治法，起死回生者举不胜举。先辈们在漫长的临床实践中，总结和积累了丰富的治疗法则，一直指导着我们后人的临证。

中医疑难杂症的形成原因多且复杂，笔者认为，火、气、痰、瘀、风是引发中医杂病的主要原因。这几者之间往往互相牵连、互相影响，故而在临床治疗中必须全面分析，遵循法则，灵活运用，相互配合，充分发挥中医的治疗特点。遵古效法，现就火、气、痰、瘀、风的几种治法进行如下介绍。

一、火的治法

火是生命的动力，为阳气所化。在生理状态下，人体的脏腑活动赖水谷之气的营养，以生热生火为用，反过来，人体赖此火热之能以腐熟水谷，化生精气，从而维持生命，这种火被称为"少火"。若在病理状态下，精血耗伤，脏腑功能失常，阴阳失去相对的平衡，使脏腑偏亢，这时所产生的火则被称为"壮火"。此火为反常之火，能伤人体正气而为病象，这就是《黄帝内经》中所说的"壮火食气，少火生气"。少火为正常之火，物赖以生；壮火为反常之火，物因以耗。火盛是指病理性的机能亢进，一般表现为某些脏腑组织气机失调性的亢盛。究其病机，不外外感和内伤两个方面。凡感受六淫之邪而为火证者，可因直接感受火热之邪而起，也可由他邪演化而生。由于感受火热之邪而出现症状，火热之邪可直接灼伤津液营血，内伤脏腑；因感他邪而为火证者，则需要经过一段化热、化火的病程，如寒之化火，必须由寒化热，热极而后生火。湿之化火，必须与热相结，或湿蕴化热，湿热极甚而成痰火，一般认为，由外感引起的火，多属实火。内伤也可以生火，如情志怫郁，郁久化火，暴怒则肝阳亢盛，即所谓"五志过极"化火，饮食积滞、停痰、血瘀等，在一定条件下也能郁而化火，从而产生积热、痰热、痰火等。此外，凡津液过耗，或精亏血少，阴不胜其阳，使水不制火，而虚火妄动，更是常见的一类化火病证。

化火的原因虽多，证候繁多，但按"邪气盛则实，精气夺则虚"的原则，可分为虚实两类。

实火多由病邪所化，属阳气有余。其表现为病势急速，病程短，多有壮热，面红，目赤，心烦，口渴喜冷饮，甚至狂躁，昏迷，小便短赤，大便秘结，唇焦，舌质红起刺，苔黄燥，脉洪数等症状。治宜直截了当、折其锐气，根据不同证候，施以清营、解毒、息风、开窍、通下等法。

虚火上炎，皆因阴津内耗，多见于热病后期、慢性感染、肿瘤等消耗性疾病，以及嗜烟、嗜酒和某些慢性职业性的损害等。其表现为病势缓慢，病程长，多见潮热盗汗，午后颧红，虚烦不眠，口干舌燥，干咳无痰，或痰中带血，耳鸣健忘，腰酸遗精，舌质红绛少津，光剥苔，脉细数等。宜据病情轻重决定治法，如火盛伤津未累及脏腑，表现有口干渴、舌唇焦、小便短少、舌红绛等症者，用清热生津法，热退则津复。但对阴亏而损及五脏者，则非清热生津法所能治，例如临床常见的肺结核、支气管扩张、肺癌及肺源性心脏病，多以阴虚为共同病证，严重者发展到肺肾阴虚或阴损及阳；各种肝病，通常肝功能损害愈严重，肝阴亏损就愈明显；慢性胃炎、胃癌、食道癌，多有胃阴不足、津液干枯的表现；再生障碍性贫血、各种恶性贫血、白细胞减少症、白血病、淋巴瘤、血小板减少性紫癜等血液系统疾病常表现为肾阴亏损。这说明器质性疾病所出现的机能不全，或失调，或亢进，它们往往不一定有明显的原发症，而是在疾病的各种耗损过程中致真阴亏损后，继发各种虚火之症。所以治疗上在针对病因的同时，还应着重滋养真阴。

1. 实火治法

清泻心火法：适用于心火炽盛，表现为面红耳赤、五心烦热、少寐多梦、口燥唇裂、舌红等症，代表方如黄连解毒汤。

清热泻肺法：适用于肺火壅盛，多见气粗、鼻扇、咳吐稠痰、烦渴欲饮、大便燥结，或鼻衄吐血等症，代表方如鱼腥草石膏汤。

清泻肝胆法：适用于肝胆火盛，表现为耳聋、胁痛、头昏目赤、烦躁而怒、口苦、筋痿，或淋浊溺血等症，代表方如龙胆泻肝汤。

清胃泻火法：适用于胃火壅盛，表现为烦渴饮用、牙龈腐烂而痛，或出血、呕吐嘈杂、消谷善饥等症，代表方如清胃散。

泻下积热法：适用于大肠火热，表现为大便秘结不通，或暴泻黄赤、肛门灼热等症，代表方如大承气汤。

清利湿热法：适用于湿热两盛或湿从热化，表现为黄疸、午后身热、胸闷腹胀，或湿热下注，出现足膝痿痹、血淋、热淋等，代表方如八正散、清热利湿汤。

清心宣窍法：适用于火热入心、蒙闭清窍，表现为神昏谵语、抽搐等症，代表方如安宫牛黄丸、至宝丹类，由清心凉血、开窍醒神之品组成。

2. 虚火治法

滋阴降火法：适用于肾虚火动，多见耳鸣健忘、腰酸遗精、虚热骨蒸、舌质红绛少津、脉细数等症，代表方如六味地黄丸。

甘温除热法：适用于脾胃虚火，表现为渴喜热饮、懒言恶食等症，代表方如补中益气汤。

润肺降火法：适用于肺阴不足、虚火上炎，表现为咳嗽、气逆、咯血、声嘶，及午后低烧、盗汗、腰酸脚软、口干、身体消瘦、舌红、脉细数等症，代表方如百合固金汤。

二、气的治法

气是人体生命活动的动力和源泉，它是脏腑功能强弱的反映，疾病的发生、演变与气的关系极为密切，有"百病皆生于气"之说。

气病成因，概括分为外感与内伤两种。外感如内寒外束，肺气失宣，而为咳嗽；寒与气结，则为疝、为痞；内热犯肺，肺失肃降，热煎津液，则咳嗽、咯黄痰；邪热侵入心包，心气逆乱致神昏惊厥，痰浊阻遏气机，则肺气壅塞而喘逆；肺气不升则泄泻；劳损过度，则气耗血虚；饮食失节则胃气失和；七情无制，怒则气上，喜则气缓，悲则气消，恐则气下，惊则气乱，思则气结，说明劳倦、饮食和情志所伤都与气的发病有一定的关系。综上所述，外感内伤均可引起气病，由于病因病机的不同，反映出来的证候亦不同，归纳起来不外气逆、气滞、气虚三类。治气之法，不外逆则降之、滞则行之、结则开之、虚则补之、在上者达之、在中者调之、在下者消之。

1. 行气法

适用于气滞证，多表现为胸满胁痛，嗳气腹胀，脉沉而涩。气滞之证，五脏皆有，以肺、肝、脾三脏为多。肺主气，治节一身之气机。肺气郁滞，不仅本脏气机失于清肃畅达，出现喘促咳嗽，且肺气不降，脾亦失升，继而为痞、为胀；气化不行，水道失于通调，可以为肿、为饮，此皆肺气郁滞而导致他脏为病。肝为刚脏，性喜条达，在志为怒。肝气郁结，情志不舒，易怒气逆，不仅胸胁痞满，又因"木郁则泄水以克土"，故嗳腐吞酸、淋癃、泄泻等症也多会出现。肝郁化火，上刑肺金，咳嗽、咯血接踵而至。脾为中土，主受纳水谷，运化精微，为后天之本，其志为思、为意，若忧思不解，寒温不适，中气怫郁，脾失健运，而为腹胀恶食，呕吐泄泻，久则由本脏及四旁，诸虚百损，由此可成。故气郁之治须分新旧、因果、虚实，如新病气郁实证，当行气开郁；久郁致气盛血滞，当调气和血；肺气郁滞，宜开泄宣发；肝气抑郁，宜疏肝解郁；脾气郁结，当运脾开郁；若肝脾相因互郁，又当调肝理脾；肝肺气郁化火，则当清肃降通；脾肺气郁生痰，则须调气豁痰。

行气疏肝法：适用于肝气郁滞。此多由精神受刺激、郁怒伤肝或其他原因引起肝失疏泄所致，主要症状为胸胁胀满作痛，少腹胀痛，尤以胀为特征。其发病多由肝经循行部位开始，以两胁及小腹最为明显，然后循经扩散，上及胸膺、下及前阴等处，常用药有郁金、青皮、香附、木香、佛手、延胡索、川楝子、柴胡、木通等，代表方是木香流气饮。

由于疏肝理气药性味多辛香而燥，且易耗伤正气，所以应根据病情的轻重酌情使用。此外，肝脏以血为体，以气为用。肝气太过可致肝血暗耗，用理气药还须防止伤血，血虚则气更横逆，所以可酌用少许当归、白芍以护阴。

行气运脾法：适用于脾气失健。脾可健运水谷，当脾气受七情刺激，或受寒，或痰湿内阻而直接影响其运化功能，则可出现脘腹痞满、胀痛、食欲不振、嗳噫等症，常用药有陈皮、砂仁、豆蔻、厚朴、法半夏、木香、藿香、枳壳、茯苓，代表方如香砂六君子汤。

此外，肝气太强则木横克土，影响脾气的升降功能，出现食呆、嗳噫、呕恶、泄泻等症，治疗上应以疏肝理气为主，结合健脾和胃，方如逍遥散。

2. 降气法

降气是使上逆之气得以平顺，多用于肝气上逆，胸脘胀闷欲绝，胃气上逆，呃逆不止，及痰浊上壅，肺气不降等症。

降气平肝法：适用于肝气上逆所致的气厥证。本病多与情志有关，由于恼怒或惊骇，情志过极，以致气机逆乱，上壅心胸，蒙闭清窍，致突然昏倒，不省人事，口噤握拳，呼吸气粗，或四肢厥冷，舌苔薄白，脉伏或弦。常用沉香、檀香、丁香以降气平肝，代赭石、磁石以潜镇降逆，郁金、香附以理气解郁。若肝阳偏亢，见有头晕且痛，面赤唇红等，可加入羚羊骨、水牛角、石决明以平肝潜阳；精神异常者，可加酸枣仁、茯神、合欢皮以宁心定志；气逆之证每易挟痰上犯，呈现痰多气塞者，可加胆南星、法半夏、僵蚕、陈皮等药以除痰。情志改变是本病发作的主因，因此精神的刺激常可导致本证的反复发作，故平时既要注意情绪，又要注意调理肝气，使肝气得疏，病难复发。

降气平喘法：适用于痰浊上壅，肺失宣降。本证与脾肺关系密切，脾为生痰之源，肺为贮痰之器，脾失健运，聚湿成痰，痰浊日盛，上贮于肺，肺气壅阻不得宣畅，以致气逆、喘咳痰多、胸中窒闷之症发生。若痰困阻脾胃，又每兼有恶心、纳呆、口黏苔腻等，治宜降气、平喘、祛痰，笔者常用三拗汤合二陈汤，酌加地龙、蜈蚣、僵蚕，以走窜通络、化痰平喘，疗效迅捷。若湿痰化热，或痰火素盛，咳痰黄稠，喘急面红，烦热口干，便闭溲黄，属痰热壅实之证，治宜清热涤痰、降气平喘，麻杏石甘汤与鱼腥草、瓜蒌仁、黄芩配合运用，使痰火得清，肺气复降，则喘急可平。

降气止呃法：适用于胃气上逆，作呃不止。治疗本证须掌握虚实、分清寒热，在针对病因治疗的基础上均应加入和胃降逆之品以疏通膈间之气，常用药有丁香、陈皮、厚朴、法半夏、生姜、柿蒂。丁香柿蒂汤可加减运用，方中辛香之品易损伤中气，久病及年老体弱者须防胃气衰败，可以酌加人参、生姜。

3. 补气法

补气法主要针对肺、脾、肾三者之气不足而言，因脾胃为元气生化之源，脾胃虚弱则元气不足，其他脏腑亦因元气不足而虚弱。肺为脾土之子，脾气不足，最易导致肺气出入升降失常，加重病情的发展。肾为先天之本，主藏精气，又为气化之司，如肾气不足，就会引起一系列水液气化失调的病证。因此气虚的治疗，一般根据气虚的不同病机，以补脾、肺、肾之气为主。

培补中气法：适用于中气不足，脾胃虚弱。表现为精神疲倦，面色萎黄，懒言音低，四肢无力，消化不良，大便溏泄及气虚下陷引起的脱肛、子宫下垂、久痢、慢性出血等症。常用方为补中益气汤加减。

补益肺气法：适用于肺气不足。表现为呼吸气怯，咳嗽声微，皮毛不固，多汗畏风，容易感冒。此外，肺能输布津液，气弱则津液不行，汗多亦能伤津，故补益肺气，经常要兼顾肺阴，常用药有党参、太子参、五味子、石斛、麦冬，常用方为生脉散。

温补肾气法：适用于肾阳不足。肾为先天之本，含命门之火，前人认为命门为人体生理功能最重要的部分，命火一熄，则全身机能停止。所以，肾阳不足，不能温煦下焦，则腰痛脚弱，半身以下常有冷感。肾阳虚弱，不能化气行水，则小便不利，肾虚不能摄水，则小便反多，常用药有附子、山茱萸、枸杞子、巴戟天、肉苁蓉、肉桂，代表方如肾气丸。

三、痰的治法

痰有两种含义，即狭义的痰和广义的痰。狭义的痰一般是指肺部渗出物及呼吸道的分泌物，或咳咯而出，或呕恶而出。广义的痰是指由于机体气机郁滞或阳气衰微，不能正常运化津液，体液停留积聚于机体某一部位，且变幻百端的无形之痰。因此，中医十分重视这种无形之痰。痰的形成与肺、脾、肾、肝、三焦有密切关系，因肺主气而司治节，脾主运化水谷精微，肝主疏泄协助脾胃运化，肾主水而司开阖，三焦主气化而司决渎，为水谷精微运化之道路。如上述脏腑功能失调或障碍，津液就停留于体内，逐步聚而为痰，酿成病理产物。此外，由于病邪闭阻或情志抑郁、饮食劳倦而致气机壅滞，津液不行，或热煎津液，或寒湿凝滞，亦成痰证。

痰是一种病理性产物，又可作为一种病邪。"百病皆由痰作祟""痰随气行，无处不到"，因此由痰导致的疾病多种多样，如痰滞在肺，可见咳喘咯痰；痰蒙于心，可见胸闷心悸，神昏癫狂；痰停在胃，可见恶心呕吐，痞滞不舒；痰阻经络筋骨，可致瘰疬痰核，肢体麻木或半身不遂，或阴疽流注；痰饮上犯于头，可使眩晕昏冒；痰气凝结咽喉，可致咽中梗阻，如有异物。

总之，痰证随病变部位以及寒热虚实性质的不同而有不同的临床表现，可以概括为：①神志恍惚或抑郁；②厌油腻厚味，喜素食或热食；③形体日趋肥胖，或肌肉松软如绵，掌厚指短，手足作胀；④头眩而痛，头重如裹；⑤呕恶或呕吐痰涎或口黏、口腻、口干不欲饮水；⑥咽喉中似有物阻塞，吞吐不利，时消时现；⑦神疲乏力，嗜睡困顿；⑧大便黏腻溏泄或大便不畅；⑨低热身困或自觉身热但体温并不明显升高；⑩溃疡，糜烂，渗水，或渗流黏稠液体，久不收口，也有局部皮肤增厚，或生肿物质软；⑪肿块，结节或结于皮下，或凝聚于腹内，也可以发生于其他脏器内，皮肤表面无变化，或有微冷感，或肤色晦暗；⑫舌体较正常人胖大，舌上时而有津、滑润，脉象滑或濡缓。

《医学准绳大要》云"痰饮变生诸症，形似种种杂病，不当为诸杂病牵制作名，且以治痰为先，痰消则诸症愈"，说明疾病虽然复杂怪异、变化多端，但是只要掌握痰的概念、产生以及发病脏腑和辨痰要领，不仅可准确地识别痰病和某些夹痰之证，还可以准确地进行治疗，从而提高治疗的效果。古人有"病痰饮者，当以温药和之""痰为阴邪，非温不化"等治疗大法，但这些治法局限于"温"，只适用于阳气虚衰、痰湿留伏等疾病，不能对广义的痰一概论治。应根据痰之寒、热、虚、实、郁、燥、火之不同，以及病程长短和痰浊凝聚之部位而立法用药，如痰郁于肺，治宜清降肺气；痰郁肠胃，实者下之，脾虚者健运之；气痰交阻，胸胁痞胀，嗳气不除，咽中如有异物，宜开郁理气；瘀滞经络，麻木冷痛，宜温通祛瘀；流滞皮里膜外，为核为块，宜软坚消散；流注筋骨，冷痛不红，败血腐骨，宜散寒祛痰、通阳活血。至若瘰疬、疬癖乳疬、骨痨诸证，亦属痰郁日久之转归，又宜分而治之。笔者常用的方法有清热化痰、燥湿化痰、软坚化痰、温阳化痰、搜风逐痰等，但对于顽痰死血胶着而形成的结肿积聚，不仅要化痰，还要逐瘀和搜透血脉之法并举（如兼用麝香、土鳖虫、三棱、莪术等）。对于年老体弱或从事脑力劳动的疾病患者，则宜兼用健脾疏肝法，不可妄用化痰、逐痰峻剂。

燥湿化痰法：适用于湿痰为疾。湿痰的生成是由于脾阳不振，运化失司，水湿留聚，导致湿盛痰生。临床表现为痰白易咯，胸闷恶心，肢体困倦，或头眩心悸，舌苔滑，脉弦等。燥湿化痰是以苦温燥湿药与化痰药配合，常用药有胆南星、法半夏、白芥子、陈皮、茯苓，二陈汤可作主方，灵活加减运用。

清热化痰法：适用于热痰为病。热痰的生成，多由邪热内盛煎熬津液，郁而生痰，甚至郁久化火，成为痰火。临床表现为咯痰黄稠，面赤烦热，脉数口干，或为惊悸，或发癫狂等。清热化痰是以苦寒之品与化痰药配合运用，常用药有黄芩、夏枯草、川贝母、瓜蒌、竹沥、竹茹，代表方为夏枯草汤。

温阳化痰法：适用于寒痰为病。寒痰的生成是由于脾胃阳虚，寒湿内停。临床表现为吐痰清稀，口中自觉有冷气，身寒，手足不温，大便溏薄，舌淡苔滑，脉沉等。祛寒化痰是以辛热温阳之品与化痰药配合运用，常用药有附子、干姜、法半夏、胆南星、肉桂，代表方为肉桂半夏汤。

软坚化痰法：适用于痰核、瘰疬及浅表肿物一类的疾病，常用药有僵蚕、土鳖虫、浙贝母等，代表方为软坚化痰汤。

搜风逐痰法：适用于中风昏愦，痰涎上壅等证，常用药有九节菖蒲、蜈蚣、僵蚕、全蝎、守宫、法半夏，代表方为菖蒲蜈蚣汤。

四、瘀的治法

血液循行于脉中，依靠心气的推动而流行全身，故称为"心主血脉"。血依靠肝的贮藏和调节，故称为"肝藏血"。血依靠脾的统摄，循经而行，故称为"脾统血"。此外，气与血关系极为密切，血的运行依靠着气的推动，故有"气行则血行，气滞则血滞""气为血之帅，血为气之母""载气者，血也，而运血者，气也"等说法，说明了气对血的影响甚大。当阳气虚损，推动无力时，血的运行可缓慢至阻塞。除气虚、气滞等原因外，偏寒、偏热也是促使血瘀的重要原因。寒入于经，经脉拘急收引，血液凝涩不能畅通，常可因之而瘀滞。热入营血，血热互结，亦可使血液瘀结。另外，各种出血和外伤导致停留体内而不能及时消散与排出的离经之血，也是形成瘀血的常见原因之一。

血瘀轻浅者，壅阻肌肤孙络，发为斑疹瘙痒。郁结脏腑，有形之瘀积不去，久则为块为癥；无形之郁滞稽留，则可出现血瘀气滞、血瘀痰结、血瘀食积等种种错综复杂之病证，瘀血即成。血寒则凝泣伤筋，阴疽寒毒，血疝石瘕皆发于阴分；血热则火毒内蕴，经络隔阻，营卫壅滞，发于阳分为疮痛；血瘀膈上，则烦躁不宁、胸膈满痛、呃逆拒食、漱水不欲咽、小便不利；血瘀于中，则脘腹胀痛、手不可近，及于肠胃，则吐血、下血；热入血室，则谵语发狂、淋漓尿血。凡此种种，皆由瘀血为患，所不同者，仅病位相异，寒热盛衰，虚实名别，或血滞而及气滞、痰结、食积等，相因兼夹，见证不一。

虽然瘀血证候繁多、病因复杂，但临床表现尚有以下共同特点。①疼痛：瘀血阻塞经脉，气血不通，即发为疼痛，中医认为"不通则痛，通则不痛"，故疼痛是瘀血常见症状之一。引起疼痛的原因甚多，不论跌打坠损、痈疽疮疖，抑或脏腑内伤、寒滞热郁，诸多病患所见各部位的痛症，其基本的病理机制均与血行不畅和瘀滞有关。瘀血所引起的疼痛，特点是痛有定处，多呈刺痛性，其痛拒按、持久不愈、反复发作。②瘀斑：皮肤、黏膜、口唇、舌质出现青紫或暗赤的瘀点、瘀斑，如血液病或某些传染病皮肤的出血点、肝病的蜘蛛痣、毛细血管扩张、腹壁静脉曲张等，均为瘀血的表现。③肿块：可在伤处形成血肿，若体内脏腑组织发生血瘀，聚积不散，日久在患处也可形成肿块。此外如急、慢性炎症肿块，结缔组织增生，骨质增生，肉芽肿等都属于瘀血一类。④出血：正常人之血畅行于脉络，充达肌肤，流通无滞，是谓循经。因此不论何种原因引起的出血，都必然发生血离脉道、血不循经的病理变化，故称之为离经之血。诚然出血和瘀血两者有着密切的因果关系，许多出血的发生，是由于内有瘀血久踞，堵塞脉道，而致血溢脉外，如溃疡病、肝硬化、肺心病以及肿瘤等病所见之出血。另一方面，凡出血之证必有离经之血蓄积停滞于内，从而并发和导致瘀血形成。因此出血本身往往就带有瘀血的病变。⑤神志方面的症状：心主神明，若心血瘀阻或败血攻心，可致心失所主而神志异常，如温热毒邪入营血，热与血结，可见神昏谵语；瘀血扰心或痰浊瘀阻，可见啼笑失常、语无伦次、睁目不识人；脑卒中瘀血内阻，轻者可致偏瘫失语和精神神志异常，重者可出现神志昏迷、大小便失禁等。对这些病症，用化瘀之法治疗可取良效。⑥妇女方面的症状：如月经不调，经闭，不孕，产后恶露不尽，乳汁不下，经行不畅，经色紫暗或下血块，以及盆腔肿物等，均可与瘀血有关。⑦舌、脉象：舌质紫红或有暗赤色，紫色的瘀点或瘀斑。脉象多为弦、沉、涩。

活血化瘀是瘀血证的主要治则，具有活血行气、祛瘀生新、疏通经络、调理脏腑的作用，并有定痛、祛瘀、消癥、散结、调经、消肿、止血等功效。在治疗瘀血证时，应根据患者的寒热虚实的具体情况配合治疗，如血寒凝滞而致瘀，治宜温散；血热瘀滞而致妄行，又当清泄；若因劳伤怒愤，正虚血瘀，久不能愈，只宜活血调气；若跌仆坠堕，恶血留内，则宜攻破逐瘀；若兼脾虚泄泻，形瘦体虚等，不可峻攻猛逐，当缓中补虚，寓攻于补；产后血瘀腹痛，用补血活血法，即是行瘀血不伤正的妙法。

清热化瘀法：适用于邪热深入营血，伤津耗血，血行不畅而致血瘀阻塞之证，表现有高热，皮肤发斑，其色紫暗，甚则衄血，身热神昏等。常用犀角地黄汤加味，并可酌加羚羊骨、水牛角，以加强清热作用，使热退血止。

温经化瘀法：适用于瘀血兼有寒证。寒性凝滞，客于脉络则血泣不通，不通则痛，故轻则局部、重则周身作痛，状若针刺，固定不移且拒按，皮色紫暗。宜用温经汤加减，并可加重散寒之品，如川芎、小茴香、干姜等，使"温则消而去之"。

攻下化瘀法：适用于血瘀实证，如肠痈初起，右下腹疼痛拒按，均应泻热破瘀。以桃仁承气汤为主，加入牡丹皮、板蓝根、金银花以加强清热作用。

益气化瘀法：适用于气虚血瘀证，如中风后期之半身不遂、语言謇涩、口眼歪斜、脉大无力等。用补阳还五汤调治，本方具有补气、活血、通络的作用，使气旺血行、瘀去络通。

滋阴化瘀法：适用于瘀血兼有阴虚证，如肺燥伤阴（肺结核）、临经吐衄等。宜根据病情选用养阴、祛瘀之药，如天冬、麦冬、石斛、沙参、当归、桃仁、红花等，既能滋阴润燥，又能养血化瘀。

软坚化瘀法：适用于瘀血形成积聚，如腹部肿块、子宫肌瘤、肝脾大等，宜用活血散瘀汤。

五、风的治法

风邪为病，有内风、外风之分。外风多由自然界风邪侵袭人体而得病，特点为发病急骤，身热而渴，恶风或兼有咳嗽，肢体酸痛或关节红肿，游走不定，或皮肤发生风疹作痒，或口歪舌强等。内风多由心、肝、肾三脏的功能失调而发生，如肝阳、肝火或由于情志、起居饮食失节等因素而诱发。根据病情轻重不同，多有头痛、眩晕、震颤、癫狂或卒中、口眼歪斜、语言謇涩、半身不遂等症状。

风病症状复杂，治法亦很多。一般外风以发表祛风和疏散为主。内风虽有风之名，实无风可散。由于病因有痰、湿、火热、气虚、血虚、阴虚之别，治疗时当根据不同的原因分别论治。

宣散祛风法：主要采用味辛、宣散走窜、祛风的药物，以达到疏散风邪、活络祛风、透关节、通窍等作用，常用药物如荆芥、防风、羌活、独活、蝉蜕、川芎、白芷、僵蚕、乌梢蛇、全蝎等，可用于外感风邪表证初期伴有恶风、恶寒、发热者。由于有风寒、风热之异，治疗亦有辛凉解表、辛温解表之不同，辛凉解表用蠲风饮，辛温解表用荆防败毒散。

风邪湿毒郁于肌肤腠理而致的风疹、湿疹、过敏性皮炎及一切瘙痒症，可选用清热祛风饮以辛凉散风、清热除湿。

风寒湿邪留滞经络而致肢体经脉挛痛，或疼痛游走不定，可选用羌活、独活、川乌等药以温经搜风、逐湿止痛，方如云蛇汤。

风邪上犯头目而致偏头痛、顽固性头风痛，治当祛散上部头面风邪，可用钩藤蜈蚣汤。

风痰阻经而出现面瘫、口眼歪斜，可用祛风牵正饮以祛风化痰。

风邪毒气侵入皮肤而致破伤风，可见口噤、手足拘急、角弓反张等症，治宜祛风化痰、定搐止痉，可选用玉真散之类。笔者临床上常用的虫类药如僵蚕、乌梢蛇、金钱白花蛇、全蝎、蜈蚣、守宫、地龙等，不但能祛除外风，对风阳内动而致的抽搐、口眼歪斜者，也都有显著的疗效。

清热息风法：既用于外风的治疗，也用于治疗内风。在外风中治疗风热之病，以清热药与祛风药同用。若单因邪热传入，有高热、烦渴、抽搐项强、两目上翻、角弓反张、神志昏迷、舌红苔黄、脉弦数者，治宜清热凉肝息风，可选用羚角钩藤汤。此汤重在清热，热清风自灭。如邪热入侵或内热炽盛，入于营血，致血热炽盛而生风，出现瘾疹、紫癜等，可用凉血搜风药或清热解毒的乌蛇汤治疗。至于热邪内陷心包而致的心烦口渴、不寐多梦、面赤气粗、尿赤便秘，甚至胡言乱语、狂越妄动、打人骂人等症，宜清心降火、息风通窍。

平肝息风法：内风之动，多是风阳上亢。病初水亏症状较微，而见头目眩晕、头痛、耳鸣，甚则眩晕而颠仆，昏不知人，脉弦数有力。治当平肝息风，药如石决明、牡蛎、代赭石、珍珠母、磁石、龟板、牡丹皮、钩藤、蒺藜、水牛角。方如镇肝熄风汤、天麻钩藤饮等。应用平肝息风法治疗时，可根据因热、因痰、因气虚之不同情况而适当配伍。

豁痰息风法：风病与痰关系密切，如朱丹溪所说的"东南气温而地多湿，有风病者，非风也，皆湿生痰，痰生热，热生风也"。临床上风痰来源有二：一是脾失健运，聚湿成痰，与风邪相结而为风痰，由于外风时热，引动痰湿，且风性升腾，上行结痰，其症多在颈项腮颐，如发颐、痄腮、项前颌下诸痛，皆本于痰结而动于外风。故治宜泄热疏风化痰，如用普济消毒饮加减。二是内热偏盛，热灼津液为痰，若随肝火而上逆，蒙闭心窍，流窜经络而成中风之痰。由于热盛生痰，阻塞经络，使营卫气血运行受阻而生风，可见周身筋肉抽搐不止、高热、头摇、舌强语謇、肢体麻木、口噤、痰鸣、神昏、角弓反张、苔白腻或黄腻、脉滑数。治宜豁痰息风，宣窍通络定惊，可选用天麻、全蝎、胆南星、川贝母、天竺黄、僵蚕、地龙、石菖蒲、郁金、竹茹等药，此外癫狂、痫证亦多责之痰气、痰火为患，发作时用豁痰平肝息风之法，往往疗效良好。

滋阴息风法：是以滋阴为主，消除阴虚而动风的治法，适用于肝阴不足，肝阳亢盛，阴虚不能制阳，阳气动而生风者。疾病过程中由于津液亏损，肝肾阴虚，筋脉失其濡养，虚阳上扰化风，除了头昏眩晕、耳鸣肢麻、抽搐手抖、心悸等肝风证候外，还可表现面部潮红、口燥咽干、盗汗、舌红少津、脉弦细等阴虚证候。年老体弱及瘦人多见此证。常用药如阿胶、龟甲、鳖甲、墨旱莲、女贞子、沙参、石斛、牡蛎、蒺藜、白芍等，方如大定风珠，若阴虚热盛可加入清热药。若单纯阳虚为主，热象不显则着重于滋阴以潜阳。

养血息风法：适用于血虚不能养肝，导致肝风内动者，以及血虚不能濡养经脉，而致经脉挛急、疼痛者，常见于各种慢性失血、病后、产后津血虚衰者。前人谓："治风先治血，血行风自灭。"故风病治疗多采用养血活血和络之品，如熟地黄、当归、川芎、阿胶、首乌、桑椹、枸杞子、大枣、牛膝、桑寄生、鸡血藤、杜仲。具体应用时可在养血药中加入少量祛风药。此法除治疗内风证外，亦用于外风的治疗，若症见面色苍白、手足蠕动、头目眩晕、四肢经脉、关节挛痛，均可采用，治疗风寒湿痹之独活寄生汤，即是养血祛风之剂。另外，营血不足，血不养肝，风从内生，肌肤失常而出现的瘙痒性疾病如风瘙痒（皮肤瘙痒症）用养血祛风法疗效显著，如荆防四物汤。

补脾息风法：风之动，由于木（肝）陷，木之陷由于土（脾）湿。培土宁风就是一种燥土以开木、疏木陷以宁风的肝脾同治法，如小儿久泄所致的慢惊风，症见形体疲惫、面色萎黄或㿠白、四肢厥冷、昏睡露晴、抽搐无力、时作时止、脉沉无力，此多是脾虚肝盛，筋失所养，治宜补脾益胃，平肝息风。补脾胃之药如人参、白术、茯苓、怀山药、白扁豆、白芍，平肝息风之药如天麻、钩藤、白僵蚕、全蝎、石决明、牡蛎等。

第三章 临床医案

一、系统性红斑狼疮

（一）虚劳水肿

段某，女，17 岁，1998 年 3 月初诊。

自觉全身疲软，身重，膝关节痛，继则两手背出现水痘，挠破后流黄色液体，时隔不久，颜面部斑点隐隐（蝴蝶斑样），略有浮肿，当即前往市级医院皮肤科诊治，经血液检查，以风湿论治，给予西药对症治疗，内服、外用合并治疗 1 周，病情日益加重。当时正值省级医院的有关专家在本地区医院扶贫就诊，经几位专家会诊，并进行了全面的检查后，确诊为系统性红斑狼疮，于本院病房治疗。X 线报告：双肺纹理增粗，左下肺有渗出液。B 超提示：肝脏体积增大，左肾皮质区弥漫性病变，盆腔大量积液。实验室检查：尿素氮 4.6 mmol/L，二氧化碳结合力 27.7 mmol/L，白细胞 $3.4×10^9$/L，血红蛋白 87 g/L，中性粒细胞百分比 0.79，淋巴细胞百分比 0.22，肝功能正常，血沉 8 mm/h，血小板 $80×10^9$/L。尿常规检查：尿胆原（＋＋），隐血（＋＋＋），尿蛋白（＋＋＋），红细胞 0 ～ 4 个 /HP。体格检查：体温 37.2 ℃，呼吸 21 次 / 分，脉搏 82 次 / 分，血压 136/96 mmHg。

初诊：患者面部红肿，呈现蝴蝶形红斑，自述全身乏困无力，四肢倦怠，腕膝关节疼痛，两手背溃烂流黄水，全身高度水肿，行走困难，食欲欠佳，口干咽痛，黏膜溃白，不欲饮水，小便较少，大便略干，日1行，舌红，苔黄，脉细滑数。此为先天禀赋不足，肝肾亏虚，气阴两虚，正不胜邪，邪毒乘虚而入，导致热毒灼炽，津液耗伤，气血失和，脏腑亏虚，经脉瘀阻，诸症迭出。根据中医"急则治其标，缓则治其本"的原则，拟以清热解毒、凉血化瘀、利尿通络。

处方：栀子12 g，黄芩10 g，淡竹叶10 g，生石膏30 g，牡丹皮12 g，白花蛇舌草30 g，蒲公英15 g，当归10 g，知母10 g，茯苓15 g，桂枝9 g，连翘12 g，桑枝20 g。6剂，水煎服，日1剂，饭后服用。暂时短期口服皮质激素泼尼松30 mg，每日晨顿服。

二诊：治疗1周，颜面红肿有减，全身乏力略有好转，水肿有减，口干咽痛已无，食欲佳，小便增多，大便畅，舌仍红，脉细数。此为热毒稍清但未尽，治以清热解毒、化瘀通络。

处方：上方中去石膏、知母，加丹参20 g，焦三仙各20 g，益母草30 g，6剂，水煎服。

三诊：病情逐步好转，患者家属要求出院门诊治疗。颜面红肿明显好转，精神较好，乏力已无，两手背溃烂明显好转，水肿减轻，行走自如，食欲大增，舌红，苔薄，脉细。热毒基本已控，缓则治本，治以健脾补气、滋阴补肾、活血化瘀、疏经通络。

处方：太子参20 g，生黄芪24 g，生地黄24 g，山茱萸15 g，牡丹皮10 g，炒山药30 g，茯苓15 g，白花蛇舌草30 g，黄柏10 g，麦冬24 g，丹参20 g，五味子10 g，焦三仙各24 g。8剂，水煎服。

四诊：心率74次/分，血压115/80 mmHg，精力充沛，面部红斑减少，食欲较好，舌红，苔薄，脉和缓、较前有力、仍细。血常规检查：血红蛋白 115 g/L，白细胞 8.3×10^9/L，中性粒细胞百分比 0.72，淋巴细胞百分比 0.28，血沉 24 mm/h，血小板 110×10^9/L。尿常规检查：隐血（++），尿蛋白（+）。

处方：太子参 20 g，生黄芪 40 g，炮附子 6 g，五味子 10 g，陈皮 10 g，炒白术 10 g，生地黄 30 g，赤芍 12 g，肉豆蔻 10 g，泽泻 10 g，山茱萸 15 g，炒山药 30 g，土茯苓 30 g，土大黄 15 g。10 剂，水煎服。

病情基本控制，继守上方，随症加减，治疗 1 年有余，随访，患者情况良好，未复发。

按：患者出现多脏腑受损、皮肤受损、关节痛等症状，与先天禀赋不足有关。体质虚弱，阴阳气血失于平衡，气血运行不畅是内因；热毒内侵，毒邪瘀阻经脉，伤于脏腑，蚀于筋骨，壅阻肌肤，燔灼阴血是主导病因。因此在治疗时，扶正是贯穿该病的根本治则，但在急性期本着急则治其标的原则，先祛邪，后扶正。患者初期面部红肿、手背溃烂、身困乏、关节疼痛之因归于肺、脾、心的功能失调和火郁，故用黄芩、淡竹叶、连翘泻心肺之火于上焦，清热利尿，治疮疡肿毒；牡丹皮、栀子、赤芍泻肝经之火；重用石膏直入胃经，以清热泻火；白花蛇舌草、蒲公英清热解毒；桑枝入肝，通经络，利小便，降血压；知母滋阴降火；茯苓利水渗湿，治水肿。从三诊起，热毒火郁已基本控制，从治法上转以扶正为主，一改前法，以健脾补气、滋阴补肾、化瘀通络兼清余热为法则，使病情处于平稳好转并逐渐痊愈的阶段。

系统性红斑狼疮是现代医学病名，中医学文献中尚无确切的同义病称，临床以一种相当常见而原因不明的弥漫性结缔组织病变为特征，同时累及各个器官。该病属于中医"阴阳毒""虚劳""水肿"范畴。由于患者临床表现复杂，病因及发病机理迄今不甚明了，致使临床治疗比较棘手。临床中，余仿先贤圣君，尝试运用中医药治疗系统性红斑狼疮，效果较好。

本病的形成与火、毒、湿有关，同时涉及诸多脏腑。《素问·至真要大论》篇提到："诸气膹郁，皆属于肺；诸湿肿满，皆属于脾；诸痛痒疮，皆属于心……诸病胕肿，疼酸惊骇，皆属于火。"患者全身高度水肿、手背溃烂流黄水、身酸困倦怠、诸关节疼痛等症，均与肺、脾、心等脏器功能失调有着内在的联系。

诸多学者认为系统性红斑狼疮是一种相当常见而原因不明的弥漫性结缔组织病，除皮肤黏膜损害外，最突出的症状是初期有发热症状，或长期低热，或间断低热，也可以是弛张热，甚者稽留热，数日不退；另一个重要的症状是关节痛和关节炎，常累及全身各个关节，尤以踝、腕、膝、指间关节为主，多为游走性；再则是乏力，几乎全部患者有此症状。器官损害以肾脏病变最多见。肾损害表现有腰痛、浮肿、蛋白尿、管型尿、血尿、血液非蛋白氮增高；肝脏损害者，表现为肝大、麝香草酚浊度试验（TTT）增高、球蛋白增高、白蛋白降低、转氨酶增高；心损害者，表现为心率快、心脏扩大、心电图异常；肺损害者，表现有胸膜炎、肺实质病变（肺炎、肺不张、肺栓塞）、胸腔积液；神经损害者，出现精神症状，表现有失眠、多语、幻觉、头痛，甚至类似精神分裂症等。

基于本病病因复杂，发病机制目前尚不清楚，迄今西医对于本病仍无完全根治的可能，激素治疗主要是利用免疫抑制和抗炎作用，缓解病情，减轻损害，但不能达到根治目的。小剂量激素不能阻止器官的损害，大剂量应用时副作用及并发症较多且严重，撤减后反跳率也很高。中药治疗起效缓慢，但作用持久，以整体调节为主，重在提高机体自身免疫力。一般在 1～2 个月内中药疗效不及激素快，但从半年后的远期疗效看，可使系统性红斑狼疮症状逐渐缓解，而且无明显的毒副作用，可以长期服用。临床观察表明，治疗时间越长，越能体现中药在改善患者生活质量方面有明显的优越性。我认为，在本病的治疗中，始终要以中药为主，以扶正固本。一方面可以减少激素用量和副作用而又不影响激素的有效治疗效果，另一方面可以防止激素撤减过程中及停药后的反跳现象发生，保证激素的顺利撤减。这样不仅能使系统性红斑狼疮患者的病情得到有效控制和协调，也能明显提高生活质量，所以我们认为以中医为主治疗系统性红斑狼疮具有非常广阔的前景。

　　该病到后期往往会出现脾肾阳虚，元气不足，湿热蕴阻，火毒入营，治拟温阳益气以扶正，清泄湿热祛其毒。所以用太子参、生黄芪、熟附子益气扶阳，助其真元；干地黄、赤芍、土大黄、土茯苓清热泻火解毒；陈皮、五味子、山茱萸、炒山药健脾补肾；肉豆蔻健脾燥湿。从正虚与邪毒相反的病理出发，用双向性复方治疗，温补清热一法，最为妥当。若单扶其阳，势必助毒，独清其热，更伤真元，患者从四诊后，病情逐步见好，各项化验指标接近正常，皮质激素泼尼松以每 10 天 5 mg 剂量递减，逐渐撤减停用，未出现反跳现象。

（二）脾肾阳虚

郝某，女，33 岁，山西省吕梁市临县林家坪桥头村人，2005 年 3 月 6 日初诊。

2003 年 11 月，感冒后出现颜面、双手麻木，伴有关节疼痛，口干，当时症状较轻，未引起重视。2004 年 9 月 30 日就诊于山西省人民医院，检查提示：免疫性血小板减少（9×10^9/L），骨髓巨核细胞明显 1 个，伴成熟障碍，口眼干燥症，唾液流率、泪腺分泌明显减低，肝酶偏高，IgG ↑，RF ↑，ANA（+），抗 sm 抗体（+），抗 U1RNP 抗体（+）。唇腺活检：淋巴细胞 750 个灶状浸润，结合关节痛，血管炎改变，被确诊为系统性红斑狼疮、继发性干燥综合征，住院治疗。所用药物：①静脉给药甲泼尼龙 80 mg/ 天。②免疫抑制剂 RTX 0.2 mg/Kg，3 次/周。1 个月后症状有所减轻，但患者颜面、双手仍感麻木，关节痛缓解。出院后门诊服药治疗。泼尼松早上 24 mg、中午 16 mg，每周减 1 片；复方氨基酸螯合钙胶囊 1 粒/次，2 次/日；补达秀 1 g/次，2 次/日。从整体看，病情有些好转，但气候变化及感受风寒后，症状会加重。近 2 月症状加重，2005 年 3 月 6 日来我处要求中医治疗。刻诊：颜面㿠白，全身臃肿，行动瘫软，恶风怕冷易汗出，双手、颜面麻木，关节时有疼痛，腹胀满不舒，食欲减少，大便时溏，小便尚可，舌质淡，苔薄白，脉细沉滑涩。辨证：卫气不足，脾肾阳虚，湿困中焦，瘀血闭阻。治以温阳益气，温肾益胃，健脾燥湿，活血通络。

处方：生黄芪 30 g，桂枝 10 g，党参 20 g，太子参 20 g，肉豆蔻 10 g，当归 10 g，陈皮 10 g，丹参 20 g，炒山药 30 g，丝瓜络 10 g，鹿角胶（烊化）10 g，山茱萸 15 g，淫羊藿 12 g，大腹皮 15 g，鱼腥草 30 g，白茅根 30 g，炒白术 10 g。7 剂，水煎，食后服。

二诊：服药 7 剂，食欲有增，精神开始好转，恶风怕冷略有好转。方药对症，仍以首法，加熟附子 9 g 以增强回阳之力。

处方：生黄芪 30 g，党参 20 g，肉豆蔻 10 g，当归 10 g，桃仁 10 g，陈皮 10 g，炒山药 30 g，丹参 20 g，鹿角胶^{烊化} 10 g，山茱萸 12 g，淫羊藿 10 g，大腹皮 12 g，鱼腥草 30 g，白茅根 30 g，茯苓 10 g，炒白芍 10 g，熟附子 9 g，白术 10 g。6 剂，水煎，食后服。

三诊：时有汗出，睡眠不佳，食欲较好，舌淡红，脉细数。

处方：桂枝 10 g，生黄芪 30 g，太子参 20 g，当归 10 g，炒白术 10 g，鹿角胶^{烊化} 10 g，生地黄 24 g，益母草 30 g，煅龙骨^{先煎}、煅牡蛎^{先煎}各 24 g，龙眼肉 20 g，熟附子 9 g，麦冬 20 g，鱼腥草 30 g，茯苓 15 g，丹参 20 g。7 剂，水煎，食后服。

四诊：双手、颜面麻木仍存在，眼睛干涩微痒，仍有恶风怕冷的感觉，舌质淡，脉细。

处方：生黄芪 30 g，党参 20 g，生地黄 24 g，肉豆蔻 15 g，当归 10 g，桃仁 10 g，陈皮 10 g，炒山药 30 g，丹参 20 g，续断 24 g，淫羊藿 12 g，茯苓 12 g，炒白术 10 g，熟附子 10 g，鱼腥草 30 g，白蒺藜 15 g，蝉蜕 10 g，丝瓜络 10 g。7 剂，水煎，食后服。

五诊：腹部时有不舒，小便混浊，带下色白，属脾虚湿重。

处方：薏苡仁 30 g，草薢 10 g，生黄芪 30 g，党参 20 g，

桃仁 10 g，陈皮 10 g，炒山药 30 g，丹参 20 g，续断 24 g，茯苓 12 g，炒白术 12 g，熟附子 10 g，鱼腥草 30 g，淫羊藿 12 g，厚朴 9 g，丝瓜络 10 g。7 剂，水煎，食后服。

六诊：无其他不适，近日食后胃脘有些不舒，初断是食积停滞所致。

处方：生黄芪 24 g，党参 20 g，萆薢 10 g，桃仁 10 g，陈皮 10 g，炒山药 30 g，丹参 20 g，续断 24 g，茯苓 10 g，炒白芍 10 g，白术 12 g，鱼腥草 30 g，枳实 10 g，丝瓜络 10 g，鸡血藤 18 g，焦三仙各 30 g。6 剂，水煎，食后服。

七诊：病情基本稳定，一切情况较好，双手、颜面麻木时有出现，但较前明显减轻。方药遵前法，加大活血通络药剂量，以增强活血化瘀通络之力。

处方：桂枝 10 g，生黄芪 30 g，党参 20 g，生地黄 24 g，当归 10 g，陈皮 10 g，炒山药 30 g，茯苓 12 g，炒白芍 10 g，炒白术 10 g，熟附子 12 g，鸡内金 15 g，淫羊藿 10 g，生山楂 30 g，泽兰叶 10 g，甲珠 6 g。7 剂，水煎，食后服。

八诊：守前方不变，连续服药 20 余剂，病情稳定，逐渐痊愈，为巩固疗效，特拟参芪阿鹿二胶温肾汤（自拟）以善后。

处方：生黄芪 24 g，太子参 20 g，丹参 18 g，肉豆蔻 10 g，当归 10 g，陈皮 10 g，桂枝 10 g，丝瓜络 10 g，阿胶^{烊化} 10 g，鹿角胶^{烊化} 10 g，炒白芍 15 g，五味子 10 g，山茱萸 15 g，淫羊藿 10 g，炙甘草 6 g，大腹皮 15 g，焦三仙各 15 g。嘱患者每月服此方 10～12 剂。

9 年随访，病情一直稳定，身体健壮，未出现大的反跳。

按：系统性红斑狼疮常侵犯多系统、器官与组织，如皮肤、关节、肾、心、肺、肝、血液、神经等，发生各种各样的临床症状，各个器官的病变可以同时发生或先后发生，形成各种症状的组合，表现错综复杂，但作为早期症状，常以一至三个系统病变开始。最常见症状组合是皮疹、发热、关节痛，其次是皮疹与发热，或发热与关节痛，再次是一个器官症状的单独出现。系统性红斑狼疮最突出的特点是常有不同程度的全身症状，如发热、全身肌肉关节痛、疲乏等。

患者初期症状表现不典型，所以未引起重视，致使双手、颜面麻木达1年之久，后经全面检查，确诊为系统性红斑狼疮、干燥综合征。察其根本，辨证分析，以温阳益气、温肾益胃、健脾燥湿、活血通络为治疗原则，首诊服药，症状有所转变，疗效较好。从二诊起，以首诊治法不变，加熟附子以增强温补肾阳之力，以后诊治均以此为基，中途根据服药后的证候表现，随证加减，使病情逐渐好转稳定。为使巩固疗效，以自拟参芪阿鹿二胶温肾汤治之，每月服药10～12剂，使病情稳定，坚持服药9年，随访一切正常，身体健壮。

（三）阳虚水肿

刘某，女，30岁，山西省吕梁市临县林家坪镇沙垣人，2012年7月22日初诊。

患有系统性红斑狼疮2年余，症状加重1周。2年前1次感冒后，出现全身肿胀、乏力，继则高热，就诊于山西省中医院，经全面检查，诊断为系统性红斑狼疮，住院治疗7周余，症状缓解。出院后随诊治疗。近日上述症状有反复，特前来我院就诊。刻诊：全身水肿，心烦，乏力，精神欠佳，食欲一般，时有食后干呕，月经后期，经期4

日净，下肢怕冷，气短，气候变化时手指皮色变白，大便稀溏，小便短少，舌质淡，苔微白，脉沉细弱。X线提示两肺膈未见异常。心电图示心率 90 次 / 分，窦性心律，ST–T 段异常。尿常规检查：尿蛋白（+++），隐血（－），尿红细胞 54 p/ul。血常规检查：白细胞（WBC）3.74×10⁹/L，血红蛋白（HGB）98 g/L，血小板（PLT）191×10⁹ 个 /L，5'-核苷酸酶 26.26 U/L。肾功能：尿素（UREA）26.30 mmol/L，尿酸（UA）311.6 μmol/L，二氧化碳结合力 21.2 mmol/L。辨证：脾肾阳虚，水湿不运，经脉闭阻，水溢肌肤。治法：温阳健脾，化气行水，通经活络。

处方：真武汤加味。

桂枝 10 g，炒白术 10 g，炒白芍 10 g，熟附子先煎12 g，茯苓 15 g，石韦 20 g，炒山药 30 g，生地黄 24 g，山茱萸 15 g，炙甘草 6 g，生黄芪 30 g，鸡内金 15 g，鱼腥草 30 g。6 剂，水煎，食后服。

二诊：2012 年 7 月 25 日。无特殊反应，精神好转，食欲有增，皮肤水肿开始减轻。仍以上方加淫羊藿 12 g，熟附子加大剂量至 15 g，6 剂，水煎，食后服。

三诊：2012 年 8 月 2 日。精神较好，食欲正常，小便明显增多，舌质淡白，脉诊略有起色，但仍呈沉象。

处方：桂枝 10 g，炒白芍 10 g，炒白术 10 g，熟附子先煎15 g，茯苓 15 g，石韦 20 g，炒山药 30 g，生地黄 30 g，山茱萸 15 g，炙甘草 6 g，生黄芪 30 g，鸡内金 15 g，阿胶烊化10 g，虎杖 15 g。8 剂，水煎，食后服。

四诊：2012 年 8 月 4 日。病情已有好转，全身水肿逐日减轻，近日腹痛时有发生，眼睛充血，其无特殊，尿常规示尿蛋白（++）。守方略有加减。

处方：茯苓 15 g，石韦 20 g，桂枝 10 g，炒白芍 10 g，炒白术 10 g，熟附子^{先煎}15 g，炒山药 30 g，生地黄 30 g，山茱萸 15 g，炙甘草 6 g，桑叶 10 g，草决明 15 g，赤芍 12 g。7 剂，水煎，食后服。

五诊：2012 年 8 月 26 日。病情基本稳定，精神较好，食欲正常，无任何不适。尿常规检查：尿蛋白（＋）。肾功能检查无异常。嘱其守方继服 8 剂。

因药症相符，疗效较好。守法守方持续服药，如出现他症，灵活调整药物，治疗 4 个月，一切基本正常，嘱其以后间断服药以固疗效。

按：患者发病后经治疗，症状有解，长年随诊以巩固疗效，防止反复。尽管如此，病情还是不能完全控制，以致旧症复发。笔者认为，不管该病表现如何，脾肾阳虚、水湿不运、经脉阻滞是发病的根本原因。所以温阳健脾、化气行水、通经活络是其治疗大法。真武汤功能为温肾散寒、健脾利水，治脾肾阳虚，水气内停，症见小便不利，四肢沉重疼痛，恶寒腹痛，下利或肢体浮肿。方中加桂枝温通心阳，行气解表；黄芪补中益气，固表，利水；炒山药健脾止泻，补肺益肾；山茱萸补益肝肾，涩精止汗；鸡内金健脾胃，消食滞；石韦、鱼腥草利水清肺，清热解毒。诸药合用，寒热共进，攻补兼施，通利固涩，肺、脾、肾同治，整体调整，协同主方发挥作用，服药 40 余剂，症情稳定。守法守方持续服药 4 月余，一切情况良好。

二、慢性肾功能不全（慢性肾衰）

高某，女，65 岁，2012 年 5 月 24 日初诊。

有多年肾病史，前段时间因外感寒邪旧病复发，经省级

医院诊断，以肾功能不全收入院治疗 10 天。出院诊断为慢性
肾衰（衰竭期）、高血压病二级、心功能不全、心功能 IV 级、
慢性乙型病毒性肝炎、肝囊肿。刻诊：恶寒，乏力肢软，小
腿抽筋，全身浮肿，食欲不振，口干黏腻，小便短少，舌质
暗淡，苔厚，脉细数。检查：血红蛋白 68 g/L，血肌酐 585
μmol/L。查体温 37.5℃，呼吸 19 次 / 分，脉搏 82 次 / 分，血
压 150/60 mmHg。

处方：桂枝 10 g，炙甘草 10 g，炒白芍 30 g，炒白术 10 g，
生黄芪 30 g，泽泻 10 g，车前子^{包煎}12 g，阿胶^{烊化}10 g，熟附子
12 g，石韦 20 g，生地黄 20 g，茯苓 15 g，当归 10 g，大腹皮
15 g，焦三仙各 20 g。4 剂，水煎服。

二诊：服药 4 剂后感觉良好，脉象较前有起色，舌质
从暗淡逐渐转红。因前方有效，故在前方中加党参 20 g、
炒山药 30 g，4 剂，水煎服。

三诊：精神较好，食欲尚可，口干但不欲饮，睡眠较
好，下肢浮肿明显减轻，今日血液生化检查提示，血肌酐、
尿素较前略有减少，脉象有起色，舌淡红，苔微黄。

处方：桂枝 12 g，炒白芍 30 g，炙甘草 10 g，生黄芪
30 g，炒白术 10 g，泽泻 10 g，车前子^{包煎}12 g，桑白皮 15 g，
阿胶^{烊化}10 g，熟附子 12 g，石韦 20 g，生地黄 24 g，茯苓
15 g，当归 10 g，大腹皮 15 g，焦三仙各 15 g，炒山药 30 g，
党参 18 g，益母草 20 g。5 剂，水煎服。

四诊：近日服药后，腹中有响声，大便日 2 行，质软
不溏，食欲正常，其无特殊，舌质淡，苔中部略厚，脉细
数。在上方中去生地黄 24 g，加陈皮 10 g，5 剂，水煎服。

五诊：下肢轻微浮肿、微凉，小便略有减少。

处方：木防己 10 g，延胡索 10 g，生黄芪 30 g，桂枝

10 g，当归 10 g，炒白芍 10 g，炒白术 10 g，茯苓 12 g，石韦 20 g，陈皮 10 g，生地黄 20 g，熟附子 12 g，车前子^{包煎}12 g，鹿角胶^{烊化}10 g，党参 18 g，炙枇杷叶 24 g。4 剂，水煎服。

六诊：近日精神较好，食欲正常，白天略有口苦，时有咳嗽，舌淡，少苔，脉细。

处方：在前方中去益母草，加黄芩 9 g、浙贝母 15 g，5 剂，水煎服。

七诊：近日感觉背部不舒，其余无特殊表现，舌质淡，苔微薄黄，脉细数。

处方：木防己 10 g，延胡索 10 g，生黄芪 30 g，桂枝 10 g，当归 10 g，炒白芍 18 g，茯苓 12 g，石韦 20 g，陈皮 10 g，生地黄 24 g，熟附子 10 g，车前子^{包煎}10 g，党参 20 g，炙枇杷叶 20 g，桑白皮 15 g。5 剂，水煎服。

八诊：精神较好，食欲正常，眼睑泛红，平素下肢不软，活动过多则腿部些许疲软，无其他特殊不适。舌质淡，苔微薄，脉细数。

处方：木防己 10 g，延胡索 10 g，生黄芪 30 g，桂枝 10 g，当归 10 g，炒白芍 18 g，茯苓 12 g，石韦 20 g，陈皮 10 g，生地黄 24 g，熟附子 10 g，车前子^{包煎}10 g，党参 20 g，桑白皮 15 g，炙枇杷叶 24 g，阿胶^{烊化}10 g。6 剂，水煎服。

九诊：各方面情况较好，精神较充沛，近日晚上 12 点后感觉腰酸、背部发热（骨蒸），睡眠较好，舌质淡，少苔，脉细。

处方：延胡索 10 g，生黄芪 30 g，桂枝 10 g，当归 10 g，炒白芍 18 g，茯苓 12 g，石韦 20 g，陈皮 10，生地黄 20 g，

熟附子 10 g，车前子^{包煎}10 g，党参 15 g，炙枇杷叶 24 g，地骨皮 20 g，炙鳖甲^{先煎}20 g，阿胶^{烊化}10 g，木防己 10 g。8剂，水煎服。

十诊：病情基本稳定，食欲正常，精神较好，生活能自理，不需别人伺候，因前方服用多时，确有疗效，为防病情加重复发，嘱其继守上方间断服药，如出现其他不适，随时来院调理治疗。患者门诊随访半年，情况良好，无病情恶化。

按：西医认为，慢性肾功能衰竭是一种常见的临床综合征，是各种病因导致的慢性肾实质性损害和慢性进行性恶化的结果。临床主要表现为肾脏功能减退，代谢产物潴留，水、电解质和酸碱平衡失调，乃至机体不能维持内环境的稳定。

中医认为，慢性肾衰可由水肿、淋证、尿血等多种肾脏疾病发展而来。各种肾病日久，损及各脏腑功能，并以脾肾虚损为主，病情逐步加重，最后导致正气虚衰，浊邪、瘀血壅滞经络，肾脏开阖失司，湿浊尿毒潴留于体内，引发本病。发展过程中往往由于某些因素而使病情加快恶化，常见的诱因如外受寒邪、饮食不节、劳倦过度等。

患者有肾病史，肾功能不全，最终导致慢性肾衰，形成机体内环境的不稳定，伴随各种并发症，从患者的临床表现看，病情比较复杂，从何下手，需要仔细斟酌，通过反复深思，认为单方药轻，绝对不会取胜，必须使用复方重药方能取胜。所以合用真武汤、芍药甘草汤、五苓散、当归六黄汤加减。真武汤温肾散寒、健脾利水，治脾阳虚，小便不利，四肢沉重，下肢浮肿；芍药甘草汤缓急止痛，治腿脚挛急；五苓散温阳化气利尿，健脾祛湿；当归六黄汤取其一半，去掉三黄（黄芩、黄连、黄柏），功在滋阴，益气固表止汗。首次服药 4 剂，患者感觉良好，未出现任何不良反应。二诊仍以前方加味继服 4 剂，疗效显著，症状大有改观，化验指标较前明显向好。在后来的几诊中，总的治法较前没有较大的改变，但根据患者的临时出现的证候，随时调整加减药物，使该患者不断向好发展，最终使一个长期需人伺服的患者能够生活自理，实属不易。

患者在治疗中使方用药比较繁杂，初看杂乱，无章可循，实则水气不化是其根本。所以多方合用，直捣病窠，疗效甚好，方中石韦、大腹皮、党参、炒山药、木防己、延胡索、陈皮、鹿角胶、炙枇杷叶、益母草、桑白皮、地骨皮、炙鳖甲、焦三仙、阿胶等药，均属临时出现症状加减药物，其目的是协助主方增强药力，提高疗效，促使机体功能的恢复，使病情逐渐向好。

三、肾病综合征

（一）肾阳虚损证

段某，女，23 岁，2002 年 12 月 4 日初诊。

有系统性红斑狼疮病史，近 1 月出现全身水肿，身体困乏，食欲欠佳，口干渴，但不欲饮，微恶风寒，小便不利、量少，曾服中药数剂不见好转，症状逐日加重，该患者精神负担较重，不敢慢怠，就诊于山西医科大学第一医院心肾科，确诊为肾病综合征，住院治疗 13 天，病情转变不甚理想，要求出院，前来我处就诊。刻诊：全身高度水肿，恶寒，食欲欠佳，小便不利，舌淡，苔薄白水滑，舌边略有齿痕，脉沉细。辨证：脾肾阳虚，水湿不化。治法：温阳健脾，利尿行水。

处方：真武汤加味。

熟附子 15 g，茯苓 12 g，炒白术 10 g，炒白芍 10 g，炙甘草 6 g，车前子[包煎]12 g，党参 18 g。3 剂，水煎服。

二诊：2002 年 12 月 9 日。服药 3 剂，恶风寒有减，食欲有增，小便量较前增多，舌淡，薄苔白。效不更方，加大附子量继服。

处方：熟附子[先煎]20 g，茯苓 12 g，炒白芍 10 g，炒白术 10 g，车前子[包煎]10 g，炙甘草 6 g，党参 18 g。3 剂，水煎服。

三诊：2002 年 12 月 14 日。食欲正常，精神转佳，小便量逐渐增多，全身水肿开始消退，舌淡，水滑样苔大有改观，临床症状有了根本性的转变。首方基础上加大熟附子剂量至 30 g，继服 4 剂。

四诊：2002 年 12 月 20 日。精神较好，恶寒，小便基本正常，全身水肿基本消退，舌质转红，水滑样舌苔基本无，舌边齿痕明显减少。仍有恶寒表现，说明肾阳仍未完全恢复正常。另外在前方中附子剂量达 30 g，未出现任何不良反应，故仍然可以加大熟附子用量，以使脾肾功能尽快得到恢复。熟附子用至 36 g，继服 4 剂。

五诊：2002 年 12 月 28 日。无恶寒表现，小便正常，全身水肿已无。食欲正常，舌红少苔，舌边齿痕已无，嘱其守上方再进 6 剂，以固疗效。

按：肾病综合征属于传统医学的水肿一证，外感、内伤皆有，其病理变化主要在肺、脾、肾三脏，其中以肾为本。患者曾患系统性红斑狼疮，本次发病后，认为是旧病复发，所以思想上不敢怠慢，通过上级医院确诊以肾病综合征论治，但由于治不得法，疗效欠佳，前来我处要求中医治疗。经辨证，属脾肾阳虚证，治以温阳健脾、化气行水，处以真武汤加味直捣病巢。首用熟附子 15 g，诸症略有减轻，初见成效，后几诊守法守方，熟附子用量逐渐加大，使病情逐渐向好发展。当熟附子用量达到 36 g 时疗效显著。方中熟附子大辛大热，温阳补肾；炒白术、茯苓健脾渗湿兼以利尿；炒白芍调和营卫，养阴补液；车前子通利小便；党参、炙甘草健脾益气，协同增强疗效。由于方药对症，疗效甚好，连续服药 20 余剂，使看似复杂较重的病证在较短的时间内得以治愈。此病案值得细细思考。

（二）脾肾阳虚证

王某，男，13 岁，山西省长治市人，2011 年 12 月 15 日初诊。

有肾病史，5 年前因感冒后出现浮肿少尿，就诊于当地医院，被确诊为肾病综合征，住院治疗。出院后常年服药，时好时坏，从未恢复正常，近 2 年症状逐渐加重。后就诊于山西省儿童医院、山西医科大学第二医院肾病科，多次住院，疗效不佳，2010 年就诊于河南同济肾病医院，住院治疗 4 个月，略有好转，但尿常规检查提示，隐血、尿蛋白均保持在（+++），无奈出院在家服药治疗，同时休学。查所服药，有肾上腺糖皮质激素药、雷公藤片、金水宝、钙剂等，中药不明，后前来我处就诊。刻诊：精神尚可，形体肿满，满月脸，水牛背，肢体乏困，食欲尚好，无恶寒、汗出等症，大便质稀，日 2～3 行，小便尚可。舌淡，苔薄白滑，少苔，舌体胖大，观其舌下静脉迂曲，脉细缓。血常规检查：白细胞 8.6×10^9/L，血红蛋白 140 g/L，淋巴细胞百分比 21.6，中性粒细胞百分比 12.6，血小板 160×10^9/L，肾功能检查：肌酐 95.6 mmol/L，尿酸 313 mmol/L，尿素氮 3.5 mmol/L。尿常规检查：隐血（＋＋＋），尿蛋白（＋＋＋）。根据以上症状综合分析，辨证：脾肾阳虚，水湿不化，络脉阻滞，运化失常，精血不固。治以温肾健脾，升清降浊，疏经活血，固摄精血。

处方：升降散合陈氏尿闭方加味。

生黄芪 24 g，生地黄 24 g，蝉蜕 10 g，僵蚕 10 g，柴胡 10 g，枸杞子 12 g，淫羊藿 12 g，赤芍 12 g，大蓟 20 g，小蓟 20 g，石韦 20 g，阿胶珠 10 g，山茱萸 15 g，芡实 20 g，金樱子 20 g，陈皮 10 g，炒山药 30 g，益母草 20 g，莲子肉 20 g，党参 20 g，丹参 18 g。40 剂，水煎，食后服。

服药 15 剂后，电话告知，尿常规检查示隐血与前相同，尿蛋白减少 1 个加号。

二诊：经查尿常规，尿蛋白（＋＋），隐血（＋＋），精神较好，食欲正常，余无特殊情况。

处方：蝉蜕 10 g，僵蚕 10 g，片姜黄 10 g，金樱子 20 g，淫羊藿 12 g，石韦 20 g，大蓟 15 g，益母草 20 g，益智仁 10 g，陈皮 10 g，炒山药 30 g，生黄芪 24 g，莲子心 12 g，人参 8 g，煅龙骨^{先煎}、煅牡蛎^{先煎}各 24 g。40 剂，水煎服。

服药中途，电话告知尿蛋白又减一个加号，隐血未改变。

三诊：无特殊表现，精神较好，食欲明显增多，小便多，大便质稀，日 2～3 行。

处方：蝉蜕 10 g，僵蚕 10 g，片姜黄 10 g，生地黄 30 g，芡实 20 g，金樱子 20 g，淫羊藿 12 g，石韦 20 g，大蓟 20 g，益母草 20 g，益智仁 10 g，陈皮 10 g，炒山药 30 g，生黄芪 30 g，汉三七^{冲服}6 g，甲珠^{冲服}6 g，煅龙骨^{先煎}、

煅牡蛎^{先煎}各 24 g，覆盆子 15 g，山茱萸 12 g。40 剂，水煎服。

四诊：精神较好，形体较前略有消瘦，肌肤光泽较好，舌淡，少苔，舌体较前缩小，舌根部静脉迂曲基本已无，脉细数。

处方：蝉蜕 10 g，僵蚕 10 g，片姜黄 10 g，覆盆子 20 g，炒蒲黄 12 g，生黄芪 36 g，生地黄 30 g，小蓟 15 g，苍术 10 g，白术 10 g，丹参 20 g，益母草 20 g，石韦 20 g，龟甲 10 g，汉三七^{冲服}9 g，芡实 15 g，白花蛇舌草 24 g，熟地黄 24 g，藕节炭 20 g，淫羊藿 12 g。40 剂，水煎，食后服。

五诊：一切情况较好，食欲正常，身体逐渐恢复正常，舌质淡，苔微黄厚，但不腻，脉细数。血压 120/70 mmHg，尿常规检查：尿蛋白（＋），隐血（＋）。

处方：泽兰叶 10 g，丹参 20 g，生黄芪 36 g，生地黄 30 g，覆盆子 12 g，炒蒲黄 12 g，龟甲 12 g，汉三七^{冲服}8 g，芡实 20 g，益母草 30 g，小蓟 20 g，熟地黄 20 g，藕节炭 15 g，淫羊藿 10 g，白花蛇舌草 30 g，盐黄柏 10 g，灵芝粉^{冲服}2.4 g，白茅根 30 g，炒山药 30 g。40 剂，水煎服。

六诊：经查尿常规，尿蛋白（＋），隐血（＋－）。食欲正常，精神较好，近日准备恢复上学，大便正常，日 1～2 行，小便正常，舌质转红润，少苔，脉诊较前有起色。

处方：在前方中加鹿角胶 10 g、桂枝 10 g、干姜 9 g，40 剂，水煎服。

七诊：病情基本稳定，尿常规示隐血、尿蛋白再无大幅度的反跳，始终维持在（＋）或（＋－）之间。为巩固疗效，以下方共研细末，每天 20 g，分 3 次吞服。

处方：泽兰叶 40 g，丹参 80 g，生黄芪 140 g，生地黄

120 g，覆盆子 48 g，炒蒲黄 36 g，龟甲 48 g，汉三七 30 g，芡实 80，益母草 120 g，小蓟 80 g，熟地黄 100 g，藕节炭 60 g，淫羊藿 40 g，白花蛇舌草 100 g，盐黄柏 36 g，灵芝粉 20 g，白茅根 120 g，炒山药 120 g，桂枝 36 g，鹿角胶 40 g，干姜 24 g，西洋参 60 g，蛤蚧 20 g。

电话随访数月，病情稳定，一切良好。

按：患者虽然年幼，但病程较长。理论上，少儿阳气较盛，发育旺盛，思想单纯，心无负重，用药后应该是比较敏感，疗效甚好，但事实并非如此。患者患病初期就诊于西医，以大量的激素药物治疗，使机体脏腑功能失去平衡，出现了阴阳不调、阳虚阴盛、湿邪内郁的现象，导致该病纠缠数年，久治不愈。来我处初诊，根据患儿及家长所说，细阅之前所用药物，再经血、尿常规检查，观察患者当时的所有表现，综合整体全面分析，认为其病因是脾肾阳虚、湿浊内壅，故以温阳益气健脾、升清降浊、活血通络、摄血固精为治法，方用升降散合陈氏尿闭方加减。升降散升清降浊、清利湿热，陈氏尿闭方柔肝健脾，40 剂1 个疗程。服药 15 剂后，电话来告，尿蛋白开始消减，40 剂服完，隐血、尿蛋白均有减，身体各症状都有好转，病家格外喜悦，治疗信心十足，中途出现不适，电话联系，对症处理。因治法合理，疗效较好，守法守方，随症调理，共治 6 个疗程，最终告愈。为巩固疗效，后以粉剂，每日 20 g，分 3 次口服，维持数月，尿常规检查结果均呈阴性，未出现反弹，电话随访数月一切正常。

（三）水肿

薛某，女，69 岁，山西省吕梁市临县林家坪镇人，2013 年 1 月 12 日初诊。

1个月前感受寒邪，随后全身浮肿，小便少，就诊于市人民医院，当时血压 180/100 mmHg，血液检查：总蛋白（TP）56.29 g/L，白蛋白（ALB）28.69 g/L，总胆红素（T-bil）8.3 μmol/L，总胆固醇（TC）7.76 mmol/L，甘油三酯（TG）2.38 mol/L，尿素（UREA）4.82 mmol/L，尿酸（UA）333.9 μmol/L，肌酐（CREA）65.9 μmol/L，尿常规检查：隐血（++），尿蛋白（+++），葡萄糖阴性。B超检查结果：肝的形态正常，大小范围正常，肝表面平滑，包膜完整，边角锐，肝内实质回声细腻、增强，管系行走自然，显示清晰，肝内外胆管不扩张，门静脉主干血流通畅；胆大小形态正常，壁薄光滑，囊内可见多个强回声后伴声影，其中一个直径 0.7 cm，随体位改变移动，胆总管未见明显扩张；脾脏大小形态正常，实质回声均匀，脾静脉内径未见明显扩张；双肾大小形态正常，轮廓清晰，实质回声均匀，集合系统未见异常回声。CDFI 未见异常血流信号。超声提示：轻度脂肪肝，胆囊多发结石，肺、脾、肾未见明显异常。确诊为肾病综合征，给予对症支持疗法。住院治疗半月出院，前来我处要求中医治疗。刻诊：颜面浮肿、㿠白，恶风微汗出，食欲不佳，身体困乏，腰酸，下肢肿胀。舌质淡，苔微腻，脉浮数。此为风邪上扰，肺气不降，郁而化热，水湿泛滥。治以疏风解表，清热宣肺，益脾利水，补肾固元。

处方：荆芥 10 g，防风 10 g，冬瓜皮 20 g，桑白皮 15 g，蝉蜕 10 g，炒山药 30 g，陈皮 10 g，石韦 20 g，生地黄 30 g，生黄芪 24 g，益母草 30 g，茯苓 12 g，车前子^(包煎) 10 g，芡实 20 g，龙葵 20 g，木防己 9 g，菟丝子 15 g。7 剂，水煎，食后服。

二诊：2013年1月21日。食欲不佳，身体困乏。尿常规检查：隐血（+），尿蛋白（+++），肾功能检查：尿素 7.229 mmol/L，肌酐 148 μmol/L，尿酸 314.15 μmol/L，β-微球蛋白 6.67 μg/mL。属胃中郁热，湿困中焦。

处方：藿香12 g，佩兰叶12 g，荆芥10 g，防风10 g，冬瓜皮30 g，桑白皮15 g，炒山药30 g，陈皮10 g，生地黄30 g，石韦20 g，芡实20 g，益母草20 g，生黄芪18 g，车前子^{包煎}12 g，龙葵24 g，草豆蔻10 g，山茱萸15 g，焦三仙各20 g。7剂，水煎，食后服。

三诊：2013年1月30日。食欲有增，精神较好，时有干呕，无特殊表现。治以疏风、益气、醒脾，仍以益后天之本为主，同时清热益肾祛邪外出不可懈怠。

处方：荆芥10 g，防风10 g，生黄芪30 g，陈皮10 g，炒山药30 g，砂仁^{后下}10 g，冬瓜皮30 g，桑白皮15 g，生地黄30 g，石韦24 g，芡实24 g，益母草20 g，龙葵20 g，山茱萸20 g，金樱子24 g，白茅根20 g。14剂，水煎，食后服。

四诊：2013年2月18日。时有干呕，食欲不佳。尿常规检查：隐血（+-），尿蛋白（++）。予以和解、通利三焦，方用小柴胡汤加益肾利尿固涩之药，10剂。

五诊：2013年3月4日。食欲较前大有好转，精神较好，血压130/90 mmHg。

处方：党参15 g，柴胡10 g，黄芩10 g，半夏12 g，砂仁^{后下}10 g，冬瓜皮30 g，桑白皮15 g，炒山药30 g，生地黄30 g，芡实24 g，生黄芪30 g，龙葵20 g，山茱萸20 g，金樱子24 g，白茅根20 g，焦三仙各20 g，升麻6 g。8剂，水煎，食后服。

六诊：2013年3月13日。有痰，背部灼热，精神较好。尿常规检查：隐血（+-），尿蛋白（++）。痰涎壅盛，瘀滞不通，故在上方中去升麻、白茅根、冬瓜皮，加浙贝母 20 g、瓜蒌 30 g、桃仁 9 g，8 剂，水煎，食后服。

七诊：2013 年 3 月 25 日。精神较好，无其他不适。肾功能检查：尿素 5.44 mmol/L，肌酐 66.5 mmol/L，尿酸 311.6 μmol/L。尿常规检查：隐血（+），尿蛋白（++），尿比重 1.020。

处方：石韦 20 g，小蓟 30 g，生地黄 30 g，生黄芪 30 g，墨旱莲 20 g，冬瓜皮 30 g，桑白皮 15 g，炒山药 30 g，陈皮 10 g，芡实 24 g，金樱子 24 g，山茱萸 20 g，白茅根 30 g，浙贝母 15 g，龙葵 20 g，五味子 10 g，白花蛇舌草 24 g。8 剂，水煎，食后服。

八诊：2013 年 4 月 5 日。近日有轻度浮肿，腰酸痛，食欲不佳，晚上腹泻次数较多，时有咳嗽、痰多。此为正气不足，痰涎壅盛，肾阳亏虚，气化无权，吸收不良。

处方：金樱子 24 g，浙贝母 20 g，炒山药 30 g，石韦 20 g，小蓟 30 g，生黄芪 30 g，芡实 15 g，龙葵 20 g，五味子 10 g，党参 20 g，苍术 12 g，茯苓 15 g，陈皮 10 g，焦三仙各 20 g。8 剂，水煎，食后服。

九诊：2013 年 4 月 21 日。纳可，时有口干口苦，大便较前有好转，但仍日 4 ～ 5 行。

处方：陈皮 10 g，半夏 12 g，炙枇杷叶 24 g，石韦 20 g，炒山药 30 g，炒白术 12 g，小蓟 24 g，生黄芪 36 g，金樱子 24 g，巴戟天 12 g，党参 18 g，茯苓 12 g，芡实 15 g，焦三仙各 20 g。7 剂，水煎，食后服。

十诊：2013 年 5 月 3 日。晚上腹泻已无，略有下坠感，血压较稳定，全身无浮肿等症状。

处方：陈皮 10 g，半夏 12 g，佩兰叶 12 g，炒山药 30 g，炒白术 10 g，石韦 20 g，小蓟 30 g，生黄芪 36 g，巴戟天 12 g，党参 20 g，芡实 15 g，冬瓜皮 30 g，败酱草 30 g。7剂。水煎，食后服。

十一诊：2013 年 7 月 15 日。大便下坠减轻，精神较好，脉有起色。尿常规检查：隐血（+-），尿蛋白（+）。嘱其守方继服 8 剂。

十二诊：2013 年 8 月 14 日。腰酸、下坠白天较轻，夜晚重，下肢略有水肿。此为肾阳虚损，脾虚不运。腰为肾之府，肾阳亏虚，则晚上腰酸较重；脾虚失运，升举无力，因而有下坠感；脾肾阳虚，水湿不运，潴留于下，因而下肢水肿。

处方：柴胡 10 g，升麻 9 g，丹参 20 g，陈皮 10 g，生黄芪 24 g，炙黄芪 18 g，炒白术 10 g，党参 20 g，芡实 20 g，菟丝子 12 g，巴戟天 12 g，石韦 20 g，茯苓 24 g，炒山药 30 g，益母草 20 g，木防己 10 g。12 剂，水煎，食后服。

十三诊：2013 年 9 月 7 日。病情稳定，全身浮肿、腹泻下坠感已无，肾功能检查一切正常，尿常规检查：隐血（-），尿蛋白（+-）。嘱其守法守方继服上方 12 剂，后以六味地黄丸、补中益气丸，每次各 1 丸，每日 2 次，连服 1 月以善后。

按：肾病综合征属水肿范畴，其病机主要为肺、脾、肾三脏气化功能失调，以脾肾阳虚、气虚为主，若脾阳不足或脾气虚弱，运化功能减退，可导致水液代谢障碍而发生水肿。外因为风寒湿邪侵袭，因脾主运化水湿，若冒雨涉水，或居处潮湿，脾为湿困，可致水湿内感而发生水肿。

患者年岁已高，感受外邪，使肺失宣降，不能通调水道，下输膀胱，水液停聚，发为水肿。脾主升清，肾主藏精，人体精微物质（蛋白质）只宜封固，不可耗泄，肾虚则失封藏，精气外泄，下注膀胱则出现大量蛋白尿。首次诊断，认为是风邪上扰，肺气不降，郁而化热，水湿泛滥。治以疏风解表，清热宣肺，益脾利水，补肾固元。连诊两次，病情大有转机，为后来的治疗打下了坚实的基础。总体观察，病情逐渐向好，中途虽出现许多变证，仍坚持急则治其标、缓则治其本的原则。对各种临时症状及时处理，以防他变。前后治疗8个月之久。服药百余剂，使病情逐日向好，最终痊愈。随访观察2个月，症状未反复，比较稳定。

四、肾囊肿

成某，男，51岁，教师，2010年7月23日初诊。

4个月前出现腰酸背乏，胃脘不舒，食欲不佳，下肢浮肿痿软，经服药，症状似有减轻，但稍干家务，就感全身不舒，且不能胜任工作。后就诊于省级医院，B超检查报告：右肾增大，长径13.0 cm，形态失常，右肾内见多发大小不等的囊肿回声，囊肿最大者约6.0 cm×5.0 cm，肾盂未见扩张。左肾体积减小，轮廓欠清，左肾长径6.5 cm，皮质回声增高，皮髓质界限不清，实质内见1.4 cm×1.3 cm囊肿，其他未发现异常。当时对症治疗，给予依那普利，每次1片，每日2次；尼福达，每次1片，每日1次，2个疗程后效果不佳。前来我处要求中药治疗。刻诊：精神欠佳，面色不华，食后胃脘胀满，腰酸背困，下肢浮肿，如久坐，肢体肿胀更甚，食欲一般，舌质淡，苔白腻，舌体胖，舌下静脉迂曲，脉沉细。辨证为脾肾虚寒，治以温补脾肾。

处方：桂枝 10 g，炒白芍 12 g，炒白术 10 g，茯苓 15 g，熟附子 6 g，生牡蛎^{先煎}24 g，夏枯草 24 g，浙贝母 12 g，莪术 12 g，丹参 20 g，大腹皮 15 g，怀牛膝 15 g，炒杜仲 12 g，焦三仙各 20 g。6 剂，水煎服。

二诊：2010 年 8 月 2 日。服药后，精神转佳，食欲明显增加，下肢浮肿也有些减轻。脉沉细数，舌质较前转红，厚腻苔开始转薄，治法同前。

处方：桂枝 10 g，炒白芍 10 g，桃仁 10 g，炒白术 10 g，茯苓 15 g，车前子^{包煎}10 g，熟附子 10 g，生牡蛎^{先煎}24 g，浙贝母 15 g，连翘 12 g，丹参 20 g，炒杜仲 12 g，菟丝子 12 g，夏枯草 24 g，生山楂 30 g，盐黄柏 10 g。6 剂，水煎服。

三诊：2010 年 8 月 10 日。近日食后胃脘胀满有明显好转，左腰部及左肩胛部时有酸困感，但不甚，下肢内踝部及小腿部浮肿，但很轻微，食欲正常，大便可，夜尿较多，舌淡红，苔薄，舌体瘦小，舌根部厚腻苔基本消退，脉较前有力，整体好转。仍遵前法，在前方中加益智仁 12 g、桑螵蛸 6 g，以温阳固肾缩尿，6 剂，水煎服。

四诊：2010 年 8 月 19 日。下肢完全恢复正常，无浮肿。食后略有胃胀，但不甚，夜尿明显减少，每晚 1～2 次。晨起口中发苦，舌质略红，舌根部黄厚苔基本消退，舌体不胖，脉细数。

处方：桂枝 10 g，炒白芍 10 g，黄芩 10 g，炒白术 12 g，桃仁 10 g，浙贝母 12 g，连翘 12 g，丹参 20 g，夏枯草 24 g，生牡蛎^{先煎}24 g，桑螵蛸 9 g，益智仁 10 g，泽泻 12 g，熟附子 6 g，阿胶^{烊化}10 g。7 剂，水煎服。

五诊：2010 年 8 月 29 日。一切情况良好，近日做家务时，用力过度，腰部又感不舒，其无特殊变化，舌质转红，无厚苔，舌根部厚浊基本消尽，脉象较前有力。本次 B 超检查，右肾可见多个液性暗区，最大为 4.2 cm×2.8 cm，较前明显缩小，左肾（－）。

处方：桂枝 10 g，炒白芍 10 g，黄芩 10 g，炒白术 10 g，浙贝母 20 g，连翘 12 g，丹参 20 g，夏枯草 30 g，生牡蛎[先煎] 30 g，熟附子 6 g，泽兰叶 10 g，鸡内金 15 g，芦根 15 g。8 剂，水煎服。

六诊：2010 年 9 月 10 日。无其他特殊变化，舌质淡红，苔薄白，脉和缓有神，晚上口干，起床后症状消失。

处方：生牡蛎[先煎] 30 g，桂枝 12 g，炒白术 15 g，炒白芍 15 g，熟附子 9 g，泽兰叶 10 g，益智仁 15 g，桑螵蛸 10 g，麦冬 24 g，巴戟天 12 g，芦根 15 g，炒山药 30 g，香附 12 g，生山楂 30 g。8 剂，水煎服。

七诊：2010 年 9 月 20 日。其无特殊，舌下静脉迂曲已消，口干微渴属胃阴不足。

处方：沙参 20 g，麦冬 20 g，炒山药 30 g，山茱萸 15 g，牡丹皮 10 g，肉苁蓉 12 g，炙鳖甲[先煎] 20 g，生牡蛎[先煎] 30 g，夏枯草 24 g，浙贝母 15 g，莪术 12 g，桃仁 9 g，巴戟天 12 g，厚朴 9 g。6 剂，水煎服。

八诊：2010 年 10 月 8 日。精神较好，近日未出现腰酸膝软等症，食欲正常，口微苦，胁下不舒。B 超检查：右肾囊肿，2.8 cm×1.6 cm。

处方：柴胡 9 g，黄芩 10 g，川楝子 12 g，炙鳖甲[先煎] 15 g，炒山药 30 g，茵陈 15 g，乌药 10 g，薄荷[后下] 9 g，巴戟天 12 g，延胡索 10 g，肉苁蓉 12 g，浙贝母 15 g，夏枯草 24 g，山茱萸 15 g。7 剂，水煎服。

九诊起，一切情况良好，精力较充沛，嘱其遵上方每月服药 5 ～ 6 剂以巩固疗效。

按：中医没有与肾囊肿相等的独立病名，根据临床表现，大致属于癥瘕的范畴。

患者由于脾肾阳虚，气血不足，气滞血瘀，寒湿闭阻，敛液为痰，瘀阻集聚而形成囊肿。所以，治法及用药选择上，需从温补脾肾、补气养血、活血化瘀、软坚散结、通络消癥考虑。初诊服药 6 剂，精神转佳，各症状开始有些减轻，连续几诊，服药 25 剂后，各症状明显减轻。B 超检查：右肾可见多个液性暗区，最大者 4.2 cm×2.8 cm，较前明显缩小，左肾（－）。八诊再次 B 超检查，提示右肾囊肿 2.8 cm×1.6 cm，后仍遵前方，每月服药数剂，以固疗效。

五、过敏性紫癜性肾病

（一）肝肾阴虚证

何某，女，30 岁，山西省长治市人，2010 年 3 月 12 日初诊。

过敏性紫癜 3 年。3 年前初病，就诊于省城某医院治疗，中西药并用，紫癜时发时止。持续治疗 2 年之久，病情很不稳定，特来我处治疗。刻诊：下肢紫癜明显，腰膝酸软，疲困，精神欠佳，食欲不振，晚上汗出，口干，有轻度手足心微热，脉沉细，舌质嫩红，少苔。尿常规检查：隐血（＋＋），尿蛋白（＋）。辨证：肝肾阴虚，浊邪内阻，气虚血瘀，脉络不畅。治法：补阴养血，升清降浊，补气祛瘀，通络止血。

处方：蝉蜕 10 g，僵蚕 10 g，片姜黄 10 g，大黄 10 g，

女贞子 15 g，墨旱莲 15 g，生地黄 30 g，山茱萸 15 g，炒山药 30 g，陈皮 10 g，茜草 12 g，生黄芪 24 g，石韦 15 g，紫草 15 g。10 剂，水煎服。

二诊：2010 年 3 月 24 日。自我感觉较好，下肢紫癜基本消退，食欲有增。尿常规检查：隐血（＋），尿蛋白（＋）。

处方：蝉蜕 10 g，僵蚕 10 g，片姜黄 10 g，大黄 9 g，女贞子 15 g，墨旱莲 15 g，生地黄 30 g，山茱萸 15 g，炒山药 30 g，茜草 12 g，生黄芪 24 g，石韦 15 g，芡实 15 g，紫草 15 g。10 剂，水煎服。

三诊：整体情况较好，未见不良反应，嘱其守前方，继续服药 20 剂，下肢紫癜再未出现，化验室尿液检查提示一切正常。为巩固疗效，以六味地黄丸继服 1 月以善后，随访半年，无复发。

按：患者过敏性紫癜肾病 3 年之久，曾中西医并进，病情一直不稳。辨证认为肝肾阴虚，兼有浊邪内阻，气虚血瘀，脉络不畅。拟以二至丸、升降散、六味地黄汤加减。服药 10 剂，病情开始转变。后守方连续服用，患者基本痊愈。方中二至丸补肾养肝，治疗肝肾阴虚，腰膝酸软，口苦咽干；升降散升清降浊，散风清热；六味地黄汤滋阴降火，补肾强筋。方中茜草凉血止血，行血活络，祛痰止咳；生黄芪补中益气，益卫固表；石韦利水，清肺，止血；紫草凉血解毒，治紫癜；芡实益肾固精，补脾止泻。诸方合用，标本兼顾，阳复阴至，其病自愈。

（二）脾肾阳虚证

吉某，女，13 岁，山西省吕梁市离石区人，2011 年 10 月 26 日初诊。

患有紫癜性肾炎 1 年半，1 年半前无任何诱因下肢出现红色小出血点，初未引起重视，两三天后出血点迅速增多，继则感觉下肢困乏沉重，出现浮肿，在市人民医院检查，诊断为急性过敏性紫癜。住院治疗，1 周后皮下出血点明显减少，尿常规检查：隐血（+++），尿蛋白（+++），肾功能检查未见异常，24 小时尿量为 2750 mL，24 小时尿蛋白定量为 750mg，诊断为紫癜性肾病，后转入山西医科大学第二医院肾病科治疗，住院 24 天，病情缓解，尿常规检查：隐血（+），尿蛋白（++）。要求出院，门诊随防治疗。1 年来病情时好时坏，不能稳定，申请休学在家休息。2011 年10 月 26 日来我院治疗。刻诊：颜面㿠白浮肿，精神一般，食欲尚好，腹部痞满不舒，下肢浮肿，其母代诉患儿四肢经常较冰凉，舌质淡，苔白，舌体略胖，舌边有齿痕，脉沉细弱。尿常规检查：隐血（+++），尿蛋白（++）。辨证：脾肾阳虚，经脉闭阻。治法：温补肾阳，通经活络。

处方：生黄芪 30 g，桂枝 12 g，茯苓 15 g，苍术 12 g，炒白术 10 g，泽泻 10 g，仙鹤草 15 g，炒山药 30 g，石韦 20 g，淫羊藿 10 g，仙鹤草 15 g，益母草 20 g，生蒲黄 12 g，生地黄20 g，党参 15 g。10 剂，水煎，食后服。

二诊：精神有好转，下肢浮肿有好转，现踝以下浮肿，冰凉，舌淡，少苔，舌体开始变小，舌边齿痕略减，脉细数。尿常规检查：隐血（+++），尿蛋白（+）。遵前法增减药物。

处方：茯苓 15 g，桂枝 15 g，苍术 12 g，白术 10 g，生地黄 30 g，小蓟 15 g，炒蒲黄 12 g，泽泻 10 g，生黄芪30 g，仙茅 10 g，淫羊藿 10 g，炒山药 30 g，石韦 15 g，龙葵 24 g，西洋参 15 g，益母草 20 g。10 剂，水煎，食后服。

三诊：痞满缓解，下肢浮肿明显好转，食欲有增，面颜色泛红润，舌淡红，苔少微薄，脉细。尿常规检查：隐血（++），尿蛋白（+-）。肾功能检查：总蛋白38.9 g/L，白蛋白17.5 g/L，肌酐45.6 mmol/L，尿素2.90 mmol/L，尿酸42.6 mmol/L。

处方：石韦20 g，党参20 g，丹参20 g，小蓟15 g，大蓟20 g，龙葵20 g，炒蒲黄12 g，生黄芪20 g，泽泻10 g，仙茅12 g，阿胶珠10 g，炒山药30 g，山茱萸15 g，焦三仙各20 g。10剂，水煎，食后服。

四诊：面部色泽正常，腹部痞满及下肢浮肿已基本消失，精神尚可，食欲正常。最近已复学。舌质转红，苔微薄，脉象较前有力。尿常规检查：隐血（++）。

处方：生地黄24 g，龟甲12 g，女贞子15 g，墨旱莲15 g，甲珠^{研冲}5 g，龙葵20 g，马鞭草15 g，白茅根30 g，益母草20 g，生黄芪30 g，小蓟15 g，大蓟15 g，藕节炭15 g，党参20 g，丹参20 g，石韦20 g。10剂，水煎，食后服。

五诊：近日下肢浮肿基本已除，腹部胀满已无，颜面部基本恢复正常，从整体观察，病情基本稳定，舌质红，苔微薄，舌体不胖，舌边无齿痕，脉和缓有起色，尿常规检查：隐血（+-），其无特殊，本次以陈氏补肾止血方治之。

处方：生地黄24 g，龟甲15 g，女贞子15 g，墨旱莲15 g，白茅根30 g，马鞭草15 g，小蓟15 g，桃仁10 g，炒蒲黄12 g，生黄芪24 g，党参20 g，丹参20 g，石韦30 g，炮甲珠6 g，赤芍10 g。10剂，水煎，食后服。

六诊：病情稳定，一切基本正常，尿常规检查及肾功能检查均呈阴性，连续 2 次检查均正常。为巩固疗效嘱其以六味地黄丸、补中益气丸每次各 1 丸，每日 2 次，维持善后，随访 3 个月未见复发。

　　按：过敏性紫癜性肾炎是以皮肤紫癜、出血性胃肠炎、关节炎及肾脏损害为特征的综合征，是变态反应所致的广泛性无菌性毛细血管炎，其引起的肾损害为过敏性紫癜性肾炎。

　　该病的病因病机为血热内蕴，复感风邪，或过食燥热荤腥动风之品，或因药物过敏，素体不受，以致风热相持，邪毒郁而化热，扰动血络，迫血妄行，外溢肌肤则为紫癜发斑形成肌衄；内渗于里，迫于肠胃中焦，气机阻遏则腹痛频作，便血；内侵肾脏，阴虚火旺，损伤肾络，而为尿血、尿浊；邪毒入血，血与热结而致瘀，气血循行不畅，阻于关节脉络，不通则痛，以致关节疼痛；阳气有余而阴不足，肝肾阴亏，虚火内生，血随火动，血不循经则见各种血证；久则热伤气阴，气阴两亏，或脾肾气虚，不能固摄，晚期可导致脾肾两亏，浊邪内停而成尿毒之重症。

　　患者发病时间长，经市级省级医院的治疗，病情有所缓解。后来 1 年半，病情时好时坏，尿常规检查始终呈现阳性，隐血、尿蛋白经常为 2～3 个加号。来我处就诊时，尿常规检查：隐血（+++），尿蛋白（++），结合该患者的具体表现进行辨证，认为其脾肾阳虚、经络闭阻，应治以温阳补肾、通络活络，服药 10 剂，病情开始好转，尿蛋白消除一个加号，其他症状也相对好转。在后来的诊治中守法不变，随症调整，服药 60 余剂，病告愈，一切化验趋于正常，随访 3 个月无反复。

六、局灶增生性肾小球肾炎

薛某，女，37岁，山西省离石区人，2011年8月15日初诊。

2011年2月感冒后，患者出现双下肢浮肿，未及时诊治。6月份，以上症状加重，就诊于吕梁市人民医院，检查提示甘油三酯3.16 mmol/L、肝酶轻度增高。尿常规检查：隐血（+），尿蛋白（++）。住院治疗5天，喹诺酮类抗生素抗感染治疗。后转入山西医科大学第二医院，经肾穿刺检查提示：肾穿刺组织可见27个肾小球，系膜细胞和基质轻度弥漫性增生，局灶节段中度加重伴内皮细胞增生，系膜区可见嗜复红蛋白沉积，其中可见1个小细胞性新月体形成，肾小管上皮颗粒及空泡变性，灶状萎缩，肾间质灶状淋巴细胞及单核细胞浸润，小动脉管壁增厚，结合免疫荧光切片，可见2个肾小球，IgG（－），IgA（+），IgM（－），C3（－），FRA（－），HBsAg（－）。诊断：局灶增生性肾小球肾炎、IgA肾病可能性大、脂肪肝。给予止血抗感染、保肝、对症支持疗法。住院20天。出院治疗，曾服中药25剂，含生黄芪、炒白术、茯苓、杜仲、益母草、仙鹤草、墨旱莲、金钱草、怀牛膝、菟丝子、车前子、桑白皮、羌活、泽泻、续断等。

2011年8月15日来我处就诊，颜面浮肿，四肢困乏，食欲正常，时有心烦，睡眠一般。舌淡，舌体肥大，舌边略有齿痕，脉细弱。尿常规检查：隐血（++），尿蛋白（++）。此为气虚血弱，脾虚不运，摄血无力，肾虚不固，摄精无权，热邪下注，血络受损。治以补气益血，健脾益肾，清热利湿，固涩止血。

　　处方：生黄芪 30 g，生地黄 30 g，西洋参 10 g，炒山药 30 g，石韦 20 g，小蓟 30 g，女贞子 15 g，墨旱莲 15 g，阿胶珠 10 g，益智仁 10 g，芡实 15 g，炙甘草 10 g。8 剂，水煎，食后服。

　　二诊：精神略有好转，食欲正常，其无不适。舌淡嫩，舌体略胖，脉沉细弱。尿常规检查：隐血（＋），尿蛋白（＋）。仍遵前方加减。

　　处方：石韦 20 g，龙葵 24 g，生黄芪 30 g，生地黄 30 g，益母草 24 g，仙鹤草 15 g，西洋参 10 g，丹参 20 g，墨旱莲 15 g，炒山药 30 g，山茱萸 15 g，芡实 15 g，小蓟 20 g，白茅根 30 g，菟丝子 15 g，陈皮 10 g，炒蒲黄 12 g，益智仁 12 g。10 剂，水煎服。

　　三诊：食欲正常，精神较好，其无任何不适，舌淡，苔微薄，舌体开始变瘦小，舌边齿痕基本消失，脉沉细数。仍遵前方加味。

　　处方：炒蒲黄 12 g，石韦 30 g，龙葵 20 g，生地黄 30 g，生黄芪 30 g，益母草 30 g，仙鹤草 15 g，龟甲 15 g，丹参 20 g，党参 20 g，小蓟 15 g，菟丝子 15 g，淫羊藿 10 g，白茅根 30 g，白花蛇舌草 20 g，车前子 10 g，山茱萸 15 g。10 剂，水煎，食后服。

　　四诊：近日因受风寒感冒，咽部不舒，咳嗽，身乏困重，恶风汗出，食欲正常，二便尚可，其无特殊，舌红，苔微黄，脉仍细数。尿常规检查：隐血（＋＋＋），尿蛋白（＋＋＋）。

　　方药：党参 20 g，丹参 20 g，苍术 10 g，白术 10 g，巴戟天 10 g，白花蛇舌草 24 g，桑白皮 15 g，冬瓜皮 20 g，桂枝 10 g，益母草 20 g，木防己 10 g，车前子^{包煎} 10 g，小蓟

30 g，生地黄 20 g，墨旱莲 15 g，炒山药 30 g，芡实 15 g，生黄芪 30 g。10 剂，水煎，食后服。

五诊：食欲正常，活动劳累后，咳嗽加重，舌质淡，舌体略胖，苔微厚，脉细数。尿常规检查：隐血（＋），尿蛋白（＋＋）。

处方：党参 30 g，丹参 30 g，苍术 12 g，白术 10 g，巴戟天 10 g，桑白皮 15 g，冬瓜皮 20 g，桂枝 10 g，益母草 20 g，防己 10 g，小蓟 15 g，生地黄 30 g，墨旱莲 15 g，炒山药 30 g，芡实 20 g，生黄芪 36 g，金樱子 20 g，薏苡仁 30 g，山茱萸 15 g。10 剂，水煎服。

六诊：无其他特殊变化，舌质淡红，苔薄白，脉细数。

处方：西洋参 6 g，麦冬 20 g，党参 20 g，丹参 30 g，炒杜仲 12 g，炒山药 30 g，芡实 15 g，炒白术 10 g，黄芩 10 g，莲子 12 g，桑寄生 24 g，金樱子 20 g，白茅根 30 g，炮甲片 6 g，马鞭草 15 g。8 剂，水煎，食后服。

七诊：近日有轻微感冒，其无特殊变化，舌质淡，少苔，脉浮细弱。

处方：生地黄 30 g，芡实 20 g，益智仁 15 g，蝉蜕 10 g，僵蚕 10 g，生黄芪 36 g，仙鹤草 15 g，山茱萸 15 g，炒山药 30 g，益母草 20 g，白花蛇舌草 20 g，西洋参 10 g，煅龙骨^{先煎}、煅牡蛎^{先煎}各 24 g，女贞子 15 g，金樱子 24 g，淫羊藿 10 g。10 剂，水煎，食后服。

八诊：精神较充沛，无其他特殊变化。舌淡，水滑样苔，舌边有齿痕，脉细数。尿常规检查：隐血（＋），尿蛋白（＋）。

处方：生黄芪 40 g，生地黄 30 g，芡实 10 g，益智仁 10 g，蝉蜕 10 g，僵蚕 10 g，仙鹤草 15 g，山茱萸 15 g，

炒山药 30 g，益母草 24 g，白花蛇舌草 30 g，女贞子 15 g，金樱子 24 g，淫羊藿 10 g，煅龙骨^{先煎}、煅牡蛎^{先煎}各 24 g，甲珠 5 g，党参 18 g，覆盆子 20 g。10 剂，水煎服。

九诊：食欲正常，近日月经不能按时而来（因服雷公藤片），舌质淡，苔微薄白，脉较前缓和。尿常规检查：尿蛋白（＋），隐血（＋－）。

处方：生地黄 30 g，生黄芪 36 g，西洋参 10 g，蝉蜕 10 g，僵蚕 10 g，片姜黄 10 g，芡实 15 g，仙鹤草 15 g，山茱萸 15 g，金樱子 24 g，覆盆子 20 g，白花蛇舌草 30 g，益母草 20 g，石韦 20 g，白茅根 30 g，干姜 6 g。10 剂，水煎，食后服。

十诊：咳嗽，咽部发痒不舒，吞咽疼痛，下肢微乏软，舌红少苔，脉微数。

处方：生黄芪 30 g，生地黄 30 g，芡实 15 g，覆盆子 20 g，西洋参 10 g，蝉蜕 10 g，仙鹤草 15 g，小蓟 20 g，藕节炭 12 g，炒蒲黄 12 g，石韦 20 g，龙葵 20 g，干姜 9 g，白花蛇舌草 30 g，白茅根 30 g，炒山药 30 g，山茱萸 15 g。10 剂，水煎服。

十一诊：近段时间家务较多，站立时间过长，下肢浮肿，舌质淡红，少苔，脉细数。尿常规检查：隐血（－），尿蛋白（＋－）。

处方：生黄芪 30 g，生地黄 30 g，芡实 15 g，金樱子 20 g，蝉蜕 10 g，藕节炭 15 g，仙鹤草 15 g，覆盆子 15 g，石韦 20 g，龙葵 20 g，干姜 6 g，炒山药 20 g，山茱萸 15 g，龟甲 12 g，益母草 20 g，牡丹皮 10 g，白花蛇舌草 20 g。10 剂，水煎，食后服。

十二诊：月经 2 个月未来，舌质淡，苔微薄，中部微厚腻，脉细数。尿常规检查：隐血（＋），尿蛋白（＋）。

处方：在前方中加升降散，以及桃仁12 g，以升清降浊、活血化瘀通经，10剂，水煎，食后服。

十三诊：月经已来，无任何不适，经量一般，精神较多。尿常规检查较前无异常。

处方：生黄芪30 g，党参18 g，炒白术12 g，续断24 g，金樱子20 g，覆盆子10 g，栀子9 g，乌梅炭18 g，白茅根30 g，干姜9 g，淫羊藿12 g，石韦20 g，萆薢10 g，陈皮10 g，山茱萸15 g，炒山药30 g。10剂，水煎服。

症状基本稳定，精神状况良好，经多次尿液检查，隐血、尿蛋白一直保持在（＋）与（＋－）之间，月经经期基本正常。为巩固疗效，嘱其守前方，每周服药4剂，坚持2个月，后以六味地黄丸与补中益气丸，每次各1丸，每日2次，服药3个月以善后。患者8月随访，一切良好，无复发。

按：患者主要由于气虚血弱，脾虚不运，摄血无力，肾虚不固，摄精无权，热邪下注，血络受损，出现各种症状。所以补气益血、健脾益肾、清热利湿、固涩止血是其治疗根本。方中黄芪、西洋参、党参补气养阴；苍术、白术、炙甘草健脾燥湿益胃；二至丸（女贞子、墨旱莲）、阿胶、生地黄养阴益血、清热凉血止血；益智仁、芡实、炒山药补肾健脾固涩；小蓟、石韦清热凉血止血，诸药合用，气血同进，温凉共施，通固互补，标本兼顾。虽然中途曾出现许多并发症，但我认为并不奇怪，纯属病症治疗中的正常情况。在任何情况下，抓其主症、兼顾他症是治疗原则，因而在治疗中，始终没有因为其他证候的出现而动摇治疗的初衷，从始至终坚持首诊的治疗法则，遇到临时症状，随症加减药物，才使病情一直向好发展。历经半年多的治疗，共服药 120 余剂，最终使患者痊愈，尿常规检查结果均正常，随访数日无复发。

七、肾小球肾炎（水肿）

刘某，女，44 岁，山西省吕梁市临县城镇人，教师，2013 年 4 月 28 日初诊。

5 年前感冒后，出现尿少，全身水肿，血压增高，大量蛋白尿，血尿，经省级医院全面检查初步诊断为急性肾小球肾炎。患者先后辗转于北京广安门医院、山西医科大学第二医院、山西省中医研究院、河南同济肾病医院，中西药并用，病情时好时坏，病程达 5 年之久，不能正常工作，生活质量极差。近半年，旧病复发，症状加重，前来我处要求中医诊治。刻诊：恶风怕冷，颜面黧黑，全身浮肿，精神欠佳，食欲一般，胃脘及腹部痞闷不舒，嗜睡多梦，痿软疲惫，倦怠无力，小便短少，大便稀溏。舌淡，苔薄白，脉沉细无力。尿常规检查：尿蛋白（+++），隐血（++），白细胞 1 个 /HP，红细胞 40 个 /HP。血压148/90 mmHg。此为肾阳虚损，脾不健运，湿邪阻滞，郁而化热。治以温阳益气，健脾补肾，升清降浊，滋阴益气，清热通络利水。

处方：桂枝汤、真武汤、升降散加味。

方药：桂枝 10 g，炒白芍 10 g，炒白术 10 g，熟附子[先煎]10 g，石韦 20 g，生地黄 24 g，生黄芪 24 g，茯苓 15 g，益母草 20 g，蝉蜕 10 g，僵蚕 10 g，片姜黄 10 g，大黄 6 g，炙甘草 6 g，生姜 3 片，大枣 6 枚。6 剂，水煎，食后服。

二诊：2013 年 5 月 6 日。病情大有好转，精神转佳。舌质淡，苔微薄，左脉细弱，右脉浮略数。方药遵上方加芡实 20 g，以增强补肾固涩功用，5 剂，水煎，食后服。

三诊：2013 年 5 月 13 日。时有干呕，纳可，大便稠，舌质淡，苔微薄，脉细沉弱。因前方有效，加大附子剂量至 15 g，加龙葵 20 g，5 剂，水煎，食后服。

四诊：2013 年 5 月 20 日。恶寒汗出，皮肤瘙痒，纳可，苔微黄厚腻，脉沉细濡缓。因症有转变，治法也随之改变。当务之急以祛风清热、益气养阴、宣通表里、化湿为其大法，甚属上策。

处方：荆芥 10 g，防风 10 g，浮萍 10 g，生黄芪 24 g，生地黄 20 g，蝉蜕 10 g，僵蚕 10 g，厚朴 10 g，佩兰叶 12 g，大黄 6 g，石韦 20 g，焦三仙各 20 g，白花蛇舌草 20 g。5 剂，水煎，食后服。

五诊：2013 年 5 月 28 日。自感全身酸软，嗜睡，时有干呕，舌质淡，黄厚苔明显减轻，脉细数。因湿邪阻滞经络，出现以上症状，在上方基础上加土茯苓 30 g、茯苓 20 g、丝瓜络 10 g，继服 5 剂，水煎，食后服。

六诊：2013 年 6 月 4 日。精神转佳，纳可，头痛，干呕。尿常规检查：隐血（＋），尿蛋白（＋＋），其余（－）。血压 145/90 mmHg。舌质淡，水滑苔，微黄厚，脉细数。舌质淡、水滑苔说明脾肾阳虚，寒邪内盛，仍以初诊法论治，方用升降散、真武汤加减。

处方：桂枝 10 g，炒白术 10 g，炒白芍 10 g，蝉蜕 10 g，僵蚕 10 g，大黄 6 g，炒山药 30 g，熟附子 6 g，石韦 20 g，生地黄 20 g，生黄芪 20 g。益母草 20 g。5 剂，水煎，食后服。

七诊：2013 年 6 月 14 日。大便日 2～3 行，食欲正常，嗜睡明显好转，头痛、干呕已无，舌质淡，苔微薄，舌边尖齿痕明显减轻，脉细数。

处方：桂枝 6 g，炒白术 10 g，炒白芍 12 g，生地黄 24 g，熟附子^{先煎}6 g，石韦 20 g，益母草 20 g，炒山药 30 g，山茱萸 20 g，蝉蜕 10 g，僵蚕 10 g，片姜黄 10 g，大黄 3 g，生姜 3 片，大枣 6 枚。5 剂，水煎，食后服。

八诊：2013 年 6 月 25 日。食欲正常，不恶寒，大便较稀、微有绿色，小便不清混浊，舌质淡，舌体略胖，苔微薄，舌边齿痕略减但仍存在，脉细。血压 145/90 mmHg。

处方：熟附子 6 g，桂枝 6 g，炒白术 10 g，炒白芍 12 g，生地黄 30 g，益母草 20 g，茯苓 15 g，山茱萸 20 g，石韦 20 g。5 剂，水煎，食后服。

九诊：2013 年 7 月 4 日。自述无特殊，精神较前明显好转，食欲正常。舌质淡，厚腻苔已无，脉细数。血压 115/70 mmHg。方药仍以前法加减。

处方：熟附子 9 g，桂枝 6 g，炒白术 10 g，炒白芍 10 g，生地黄 30 g，生黄芪 24 g，茯苓 15 g，益母草 20 g，石韦 20 g，山茱萸 20 g，益智仁 10 g，白花蛇舌草 20 g。5 剂，水煎，食后服。

十诊：2013 年 7 月 10 日。小便仍混浊，活动 1 天后，下肢浮肿消除，舌质淡，苔白嫩，脉沉细数。

处方：熟附子^{先煎}12 g，桂枝 9 g，炒白术 10 g，炒白芍 10 g，生黄芪 30 g，生地黄 24 g，党参 18 g，山茱萸 15 g，桃仁 3 g，益智仁 12 g，土茯苓 30 g，石韦 20 g。6 剂，水煎，食后服。

十一诊：2013 年 7 月 18 日。精神较好，浮肿已无。舌质转红，白嫩苔明显好转，脉象较前有起色。尿常规检查：隐血（-），尿蛋白（+）。

处方：熟附子^{先煎}12 g，桂枝 10 g，炒白芍 10 g，炒白术 10 g，生地黄 30 g，生黄芪 24 g，党参 15 g，桃仁 3 g，益智仁 10 g，石韦 20 g，益母草 20 g，土茯苓 40 g，炒山药 30 g，桑白皮 15 g。10 剂，水煎，食后服。

十二诊：2013 年 8 月 16 日。尿常规检查：隐血（－），尿蛋白（＋）。血压 140/85 mmHg，病情基本稳定，其他无特殊变化。

处方：淫羊藿 12 g，仙茅 12 g，桂枝 10 g，炒白术 10 g，炒白芍 12 g，生地黄 20 g，白茅根 30 g，生黄芪 30 g，土茯苓 30 g，白花蛇舌草 30 g，炙甘草 10 g，益母草 30 g，芡实 15 g，炒山药 30 g。20 剂，水煎，食后服。

按：患者属于急性发作、慢性病程。

急性肾小球肾炎是一种起病急骤，临床表现酷似严重的急性肾炎，少尿，甚至无尿，血尿明显，病情急剧变化，常有迅速发生和发展的贫血和低白蛋白血症，肾功能迅速变化并不停进展，在几周至几个月内进展至尿毒症的由多种病因和不同机制引起的综合征。

现已普遍认为慢性肾炎属本虚标实。本虚主要责之于脾、肺、肾，与肾虚的关系最密切，标实是指外感、水湿、湿热、湿浊、瘀血等。慢性肾炎血尿的病因可以概括为热、虚、瘀三个方面，尤以血瘀最重要。慢性肾炎临床以水肿、蛋白尿、腰膝酸软、小便不利为特征，其发病与肺、脾、肾三脏关系密切，以脾肾两虚最为突出。脾阳虚，则运化无力；肾阳虚，则气化乏源。水液出入代谢障碍，水湿泛滥肌肤而发为浮肿。蛋白属于人体生命活动的精微物质，慢性肾炎的蛋白尿亦为脾肾两虚所致。肾主蛰藏，受五脏六腑之精气而藏之，肾气充则精气内守，肾气虚则精关不固，蛋白精微失守而漏于尿中；脾主运化、升摄，脾虚失运，生化乏源，升摄失司，则肾失水谷精微充养，加之水湿内停，又可壅滞伤肾，使肾失封藏，而出现蛋白尿。脾肾两虚是慢性肾炎发病的内在基础，临床应注重健脾益肾以补虚，但在强调扶正的同时，亦不可忽视祛邪的作用，病邪以湿热毒邪为常见，其产生可因脏腑亏损，正气不足，虚则不耐邪侵，邪自外入，又可因脾肾阳虚，水无所主，水湿潴留，蕴而成毒，邪毒日久，郁而生热，阳虚阴盛，水湿停聚，气血运行不畅，脉络瘀阻，气血瘀滞，又可加重水湿代谢障碍而形成水肿，造成恶性循环，病程迁延难愈。

患者初期属急性肾小球肾炎，但随着时间的推移，病情发生转变，形成慢性水肿病。根据患者证候表现，属于肾阳虚损，脾不健运，湿邪阻滞，郁而化热，代谢障碍，功能失常而致水肿，应治以温阳益气、健脾补肾、升清降浊、滋阴清热、利水通络。方选桂枝汤、真武汤、升降散加味。初治则起效，病有转机，后则守法连服十余剂。四诊起病情发生变化，治法也随之而变，先理其标。六诊起仍以首法治疗方案而进，连续几诊使病情逐渐向好，整体精神变化以及各种化验检查结果，都令人满意。连续服药数十剂，病情基本稳定，随访数月无复发。

八、慢性肾小管间质性肾炎

李某，男，45岁，山西省离石市人，2011年10月6日初诊。

2006年曾患肾病，经治疗病情好转。2011年年初，外感导致旧病复发，多方治疗，症状无明显改变，肾穿刺结果：可见有 2 个肾小球，1 个缺血性球性硬化，其余肾小球系膜组织和基质轻度弥漫增生，局灶节段性中度加重伴内皮细胞增生，系膜区可见嗜复红蛋白沉积，其中 1 个细胞纤维性，2 个细胞纤维性新月体形成，肾小管上皮细胞呈线状沉淀及颗粒变性，灶状及片状纤维化伴少量淋巴细胞及单核细胞浸润，小动脉管壁增厚，符合慢性肾小管间质性肾病伴局灶增生性紫癜性肾炎。CT 诊断：左肾囊肿。给予肾上腺糖皮质激素、雷公藤、钙剂等治疗，疗效不佳，前来要求中医治疗。刻诊：形体弱小，精神较好，食欲正常，大小便尚可，其无特殊，舌红、干燥、略有裂纹，中部苔黄，脉沉细。尿常规检查：隐血（+++），尿蛋白（+++），尿比重 1.025。辨证：湿邪阻滞，肾阴亏虚。治法：升清降浊，滋阴益肾。

处方：蝉蜕 10 g，僵蚕 10 g，片姜黄 10 g，大黄 10 g，山茱萸 15 g，炒山药 30 g，牡丹皮 10 g，熟地黄 24 g，茯苓 15 g，益智仁 12 g，芡实 15 g，五味子 10 g，生黄芪 30 g。10 剂，水煎，食后服。

二诊：食欲正常，精神较好，尿液未查。

处方：在前方中加玉竹 15 g、淫羊藿 10 g，10 剂，水煎，食后服。

三诊：舌质红，裂纹略有减轻，脉沉细弱。尿常规检查：隐血（+），尿蛋白（+++），脓细胞（+），红细胞（+-）。

处方：生地黄 30 g，牡丹皮 10 g，生黄芪 40 g，山茱萸 20 g，小蓟 15 g，石韦 15 g，炒薏苡仁 30 g，芡实 30 g，炒山药 30 g，益智仁 12 g，白茅根 30 g，益母草 20 g，淫羊藿 12 g，汉三七^{研冲} 6 g，西洋参 10 g，五倍子 6 g，金樱

子30 g。10剂，水煎，食后服。

四诊：近日工作较忙，身体有些困乏，舌红，舌中部干裂有减，脉细。尿常规检查：隐血（++），尿蛋白（+++）。

处方：益智仁10 g，生地黄30 g，牡丹皮10 g，芡实20 g，益母草20 g，桃仁10 g，红花10 g，生黄芪36 g，金樱子20 g，白花蛇舌草24 g，白茅根30 g，淫羊藿12 g，仙茅12 g，煅龙骨^{先煎}、煅牡蛎^{先煎}各24 g，炒山药30 g，菟丝子15 g，山茱萸20 g。10剂，水煎，食后服。

五诊：近日面部有灼热感，尿常规检查：隐血（++），尿蛋白（+++）。

处方：在前方中加龟甲15 g、石韦20 g，继服10剂。

六诊：近日口干，口苦，胃脘不舒，舌红，舌苔中部有裂纹，脉细数。尿常规检查：隐血（+），尿蛋白（+++）。血常规检查：血清总蛋白54.4 g/L，血清白蛋白33.7 g/L，白细胞13.51×10^9/L，肝功、肾功结果正常。

处方：生地黄30 g，西洋参10 g，党参20 g，生黄芪20 g，茯苓20 g，巴戟天10 g，补骨脂10 g，胡芦巴10 g，龙葵20 g，蜂房10 g，小蓟15 g，砂仁^{后下}10 g，芡实20 g，干姜6 g。10剂，水煎，食后服。

七诊：精神好，胃脘不舒已无，脉较前有力，舌微红，裂纹有减。在前方中加薏苡仁30 g、金樱子20 g，白花蛇舌草20 g，10剂，水煎，食后服。

八诊：食欲正常，左眼干涩迷糊不清，视力受限，舌淡红，中部裂纹有减，脉细数。尿常规检查：隐血（+），尿蛋白（+）。现激素药已改为每日服用1片。

处方：制首乌12 g，炒山药30 g，生黄芪30 g，西洋参 10 g，薏苡仁 30 g，芡实 15 g，金樱子 30 g，续断 24 g，小蓟 20 g，枸杞子 15 g。10 剂，水煎，食后服。

九诊：时有腰酸，眼睛干涩较前有好转，舌质淡，少苔，脉和缓不数。尿常规检查：隐血（＋），尿蛋白（＋），pH 7.0，尿比重 1.025，红细胞（＋），白细胞（＋）。

处方：生地黄 30 g，薏苡仁 24 g，党参 15 g，山茱萸 15 g，炒山药 30 g，小蓟 30 g，桃仁 10 g，五味子 10 g，石韦 20 g，龙葵 30 g，白花蛇舌草 30 g。10 剂，水煎，食后服。

十诊：病情基本稳定，尿常规检查与前相同，各项指标未有反弹现象，精神较好。嘱其守前方再进 10 剂，后以丸药收功。

处方：生黄芪 90 g，西洋参 90 g，党参 60 g，生地黄 90 g，芡实 60 g，石韦 60 g，益母草 60 g，炒山药 90 g，山茱萸 90 g，益智仁 60 g，淫羊藿 40 g，覆盆子 60 g，玄参 60 g，盐黄柏 60 g，茯苓 60 g，薏苡仁 40 g，炙甘草 30 g，陈皮 60 g。以上药共研细末，泛蜜为丸，每服 9 g，日 3 次。

后随访数月，病情稳定，一切良好。

按：慢性肾小管间质性肾炎，中医没有对应的病名。患者的临床表现，属于虚劳、积聚的范畴。由于患者有肾病史，年初因受外感，旧病复发，证候表现复杂，再次经用激素类药物，效果不佳，前来要求中医治疗。根据临床表现辨证为脏腑功能失调，由湿邪阻滞、肾阴亏虚所致，故拟六味地黄汤合升降散加益气固涩补肾药。服药 10 剂，初见成效，此后几诊，坚守总的治法，视患者临床表现对症给药，使病情一直向好，历经十诊，共服药百余剂，告愈，为固疗效，后以丸药善后。随访数月，病情稳定，无反复，一切正常。

九、急性肾炎（隐血、尿蛋白不消）

孙某，男，6岁，山西省吕梁市临县城镇人，2012年1月9日初诊。

1个月前外受风寒后，出现浮肿，少尿，身体困乏，食欲不振，精神欠佳，就诊于山西省儿童医院，经检查以急性肾炎收入院治疗，住院30天病情基本稳定，但隐血（+++）、尿蛋白（+）一直不消，要求出院回家治疗，来我处就诊。刻诊：发育一般，形体较瘦，食欲尚好，二便异常，其父母叙述，易汗出，微恶风，舌红，苔微黄，脉细数。尿常规检查：隐血（+++），尿蛋白（+）。治则：益气固表，清热养血，凉血止血，通络健胃。

处方：生黄芪20 g，炒薏苡仁20 g，生地黄20 g，女贞子12 g，墨旱莲15 g，白茅根20 g，炒蒲黄10 g，藕节炭12 g，石韦15 g，益母草15 g，甲珠^{研冲}5 g，焦三仙各12 g。6剂，水煎，食后服。

二诊：食欲好，舌苔黄腻，大便略干，尿未检。

处方：蝉蜕10 g，僵蚕10 g，片姜黄10 g，大黄6 g，生黄芪20 g，生地黄20 g，女贞子12 g，墨旱莲15 g，石韦15 g，甲珠^{研冲}5 g，益母草15 g，小蓟10 g，桂枝6 g。7剂，水煎，食后服。

三诊：食欲较差，其无特殊。舌淡，舌中部略有厚苔，脉细数。尿常规检查：隐血（+++），尿蛋白（+-）。治以益气固表，升清降浊，凉血止血。

处方：炒蒲黄10 g，蝉蜕10 g，僵蚕10 g，生地黄20 g，生黄芪20 g，茜草10 g，鸡内金15 g，小蓟20 g，大蓟

20 g，甲珠 6 g，益母草 20 g，大黄 6 g，白茅根 20 g，玄
参 12 g，白花蛇舌草 15 g，焦三仙各 12 g。6 剂，水煎，
食后服。

四诊：舌红，苔微薄，中部剥苔，脉细。尿常规检查：
隐血（+++），尿蛋白（-），pH 6.5，尿比重 1.010。

处方：生地黄 30 g，小蓟 20 g，滑石 10 g，通草 6 g，
炒蒲黄 10 g，淡竹叶 10 g，藕节 15 g，当归 10 g，炒栀子
12 g，炙甘草 6 g，女贞子 15 g，墨旱莲 15 g，马鞭草 20 g，
龙葵 20 g，甲珠^{研冲}5 g，党参 10 g，焦三仙各 10 g。10 剂，
水煎，食后服。

五诊：食欲较前有增。舌红，中部厚苔，脉细数。尿
常规检查：隐血（+++），尿蛋白（+）。辨证：脾肾气虚，
湿浊中阻，运化失常。治以健脾益肾，凉血止血，健脾
益胃。

处方：生黄芪 20 g，生地黄 20 g，桃仁 6 g，炒山药
20 g，薏苡仁 20 g，小蓟 20 g，墨旱莲 12 g，石韦 20 g，
党参 15 g，炒蒲黄 12 g，藕节炭 12 g，汉三七^{研冲}6 g，山茱
萸 15 g，马鞭草 20 g，鸡内金 15 g。7 剂，水煎，食后服。

六诊：舌红少苔，脉浮细数。尿常规检查：隐血
（++），尿蛋白（+-）。

处方：生黄芪 20 g，生地黄 20 g，桃仁 6 g，炒山药
20 g，薏苡仁 20 g，小蓟 20 g，墨旱莲 12 g，石韦 20 g，
炒蒲黄 12 g，藕节炭 12 g，山茱萸 12 g，蝉蜕 9 g，马鞭草
12 g，汉三七^{研冲}6 g，芡实 15 g，白花蛇舌草 20 g。7 剂，
水煎，食后服。

七诊：食欲好，精神较好，舌红少苔，脉较和缓。尿
常规检查：隐血（+），尿蛋白（-）。遵前方继服 7 剂。

八诊：无特殊变化，食欲正常。尿常规检查：隐血（＋），尿蛋白（＋－）。

处方：生黄芪20g，生地黄20g，桃仁6g，红花6g，炒山药20g，薏苡仁20g，石韦20g，藕节炭12g，炒蒲黄10g，马鞭草12g，芡实15g，白花蛇舌草20g，党参10g，山茱萸15g，焦三仙各9g。7剂，水煎，食后服。

九诊：近日食欲较差，舌淡红，苔微薄，脉和缓。尿常规检查结果趋于正常。

处方：生黄芪20g，西洋参9g，藿香12g，佩兰叶12g，桃仁9g，砂仁^{后下}10g，炒山药20g，芡实15g，石韦20g，藕节炭12g，炒蒲黄12g，白花蛇舌草20g，山茱萸15g。7剂，水煎，食后服。

十诊：食欲尚好，精神状况良好，尿常规检查结果无反复。

处方：生黄芪20g，生地黄20g，桃仁9g，红花6g，砂仁10g，炒山药20g，薏苡仁20g，金樱子15g，石韦20g，藕节炭12g，马鞭草12g，炒蒲黄10g，山茱萸12g，覆盆子12g，白花蛇舌草20g。10剂，水煎，食后服。

十一诊：病情基本稳定，为巩固疗效，以六味地黄丸每次1丸、每日2次善后，随访4月，一切良好，未反复。

按：急性肾炎是一种急性起病，以血尿、蛋白尿、高血压、水肿、少尿（水钠潴留）及氮质血症（GFR）为主要表现的临床综合征，又名为急性肾炎综合征。

根据其临床表现，患者属于中医的风水水肿范畴，通过脉诊、舌诊，综合尿常规检查结果，辨证为卫气虚弱，脾虚不运，热扰经脉，络脉受损，血溢下焦。治以益卫补气，健脾益胃，养血清热，凉血止血。投以生黄芪、炒薏苡仁益气固表，健脾胃；佐以生地黄、女贞子、墨旱莲、白茅根、石韦清热凉血养阴；炒蒲黄、藕节炭、益母草、茜草凉血止血；甲珠通络活血通瘀。服药 6 剂，症状无特殊变化，但未出现副作用，二诊以前方为基础加用升降散，以升清降浊、益气固表、凉血止血。后来几诊中，守法守方，出现临时症状则对症给药，使病情逐渐向好。九诊开始，尿常规检查结果趋于正常，以后未出现反复。通过 10余次的诊治，该病最终告愈，随访 4 个月一切良好。

十、慢性肾炎

吕某，男，18 岁，三交镇人，2000 年 11 月 17 日初诊。

1 年前因感冒后，出现全身乏困，颜面浮肿，继则少尿，全身水肿，就诊于山西医科大学第二医院，经检查，确诊为肾小球肾炎，入院治疗 3 个月，浮肿逐渐好转，精神转佳，但尿常规检查中隐血、尿蛋白均呈阳性，始终保持 2～3 个加号，后转入山东省潍坊市肾病医院，治疗 50天，疗效不甚理想，回本地前来我处就诊。刻诊：颜面臃肿（满月脸），体臃肉丰（水牛背），疲软无力，活动不灵活（一直服用糖皮质激素泼尼松，每天 30 mg，顿服），嗜睡多梦，极易汗出，大便稀溏，小便尚可，舌质淡，舌苔白滑，脉细数。辨证：肺肾气虚，脾虚不运，湿邪阻滞，微有郁热。治法：补益肺气，健脾益肾，燥湿通络，兼清郁热。

处方：生黄芪 18 g，太子参 12 g，山茱萸 12 g，生地黄、熟地黄各 18 g，炒山药 30 g，生山药 30 g，五倍子 6 g，炒牡丹皮 10 g，炒赤芍 10 g，焦三仙各 15 g，丹参 20 g，白茅根 24 g。8 剂，水煎，食后服。嘱其泼尼松剂量每 10 天减

5 mg，直至停止。

二诊：近日纳可，精神较好，脸面部浮肿较前略有减轻，其无特殊变化，舌红，苔薄白，脉细数。尿常规检查：尿蛋白（++），隐血（++），白细胞 2～6 个，红细胞 3～4 个。

处方：生地黄 24 g，熟地黄 12 g，炒山药 30 g，炒牡丹皮 10 g，炒赤芍 10 g，生黄芪 20 g，太子参 12 g，淫羊藿 12 g，肉苁蓉 12 g，白茅根 20 g，益母草 20 g，生槐花 20 g，茯苓 10 g，山茱萸 15 g，合欢花 15 g，五倍子 6 g，焦三仙各 20 g。8 剂，水煎，食后服。

三诊：近两天食欲有减，吃饭时有干呕（考虑是服五倍子所致），舌红，无苔，脉细数。

处方：生黄芪 20 g，生地黄 24 g，熟地黄 15 g，炒山药 30 g，生山药 30 g，炒牡丹皮 10 g，炒赤芍 10 g，淫羊藿 10 g，肉苁蓉 12 g，白茅根 20 g，益母草 20 g，生槐花 20 g，茯苓 10 g，山茱萸 15 g，焦三仙各 15 g，五味子 10 g。6 剂，水煎，食后服。

四诊：食欲有所改变，量一般，其他无不适，舌红，无苔，脉细微沉。尿常规检查：隐血（-），尿蛋白（+）。

处方：生黄芪 20 g，生地黄 24 g，熟地黄 12 g，生山药、炒山药各 30 g，炒牡丹皮 10 g，炒赤芍 10 g，淫羊藿 12 g，肉苁蓉 12 g，益母草 20 g，白茅根 20 g，山茱萸 10 g，五味子 10 g，泽泻 10 g，茯苓 10 g，益智仁 12 g，金樱子 12 g。6 剂，水煎，食后服。

五诊：纳可，时有腰酸，小便清，舌红，无苔，脉细数。尿常规检查：隐血（-），尿蛋白（+），白细胞 0～3 个，其无变化。

处方：在原方中去金樱子，加焦三仙各 15 g、鸡内金 10 g、生槐花 20 g，6 剂，水煎，食后服。

六诊：食欲正常，腰酸较前有减，舌红，苔微薄，脉和缓，尿液未检。

处方：守上方加鹿角霜 10 g、鱼腥草 20 g，6 剂，水煎，食后服。

七诊：眼睛干涩发红，时有刺痒，纳可，其无特殊变化，舌红少苔，脉和缓。尿常规检查：尿蛋白（+-），隐血（-），镜检呈（-）。

处方：先治其表（眼疾），后治其本。治眼方药：蝉蜕 10 g，荆芥穗 10 g，当归 10 g，白蒺藜 15 g，赤芍 10 g，决明子 15 g，白芷 10 g，车前子^{包煎}10 g，菊花 18 g，枸杞子 12 g。3 剂，水煎，食后服。后继服三诊方药 6 剂。

八诊：鼻干，微有咳嗽，吐痰色白，其无不适，舌红少苔，脉沉细。尿常规检查：尿蛋白（+），白细胞（+）。

处方：生黄芪 20 g，生地黄 20 g，熟地黄 15 g，炒山药 30 g，山茱萸 12 g，牡丹皮 10 g，炒赤芍 10 g，白茅根 20 g，五味子 10 g，鹿角胶^{烊化}10 g，肉苁蓉 12 g，淫羊藿 12 g，生槐花 20 g，杏仁 10 g，陈皮 10 g。7 剂，水煎，食后服。

九诊：咳嗽已平，食欲正常，精神佳。尿常规检查：尿蛋白（+）。

处方：生黄芪 24 g，生地黄 24 g，熟地黄 12 g，炒山药 30 g，山茱萸 12 g，牡丹皮 10 g，炒赤芍 12 g，益母草 20 g，五味子 10 g，淫羊藿 10 g，肉苁蓉 12 g，茯苓 10 g，芡实 12 g，煅龙骨、煅牡蛎各 30 g。7 剂，水煎，空腹服。

十诊：近日时有汗出，微有腰酸，食欲好，无其他不适。尿末检。

处方：生黄芪24 g，生地黄24 g，熟地黄15 g，炒山药30 g，益母草20 g，益智仁10 g，牡丹皮10 g，五味子10 g，淫羊藿12 g，山茱萸12 g，茯苓10 g，丹参12 g，肉苁蓉12 g，锁阳15 g，玉米须30 g。7剂，水煎，空腹服。

十一诊：3天前感冒。恶寒发热，汗出口苦，小便黄，服用小柴胡汤加味，症状减轻。近2日头昏，小便略黄，有灼热感。尿常规检查：隐血（+++），尿蛋白（++）。

处方：生黄芪24 g，生地黄24 g，生山药、炒山药各30 g，牡丹皮10 g，益母草20 g，白茅根30 g，五味子10 g，泽泻10 g，生槐花24 g，鱼腥草30 g，太子参15 g，肉苁蓉12 g，车前子^{包煎}12 g。7剂，水煎，空腹服。

十二诊：小便略黄，时有泡沫，平卧自感心悸，躁烦，食欲尚好，舌红，苔微薄，右脉滑数，左脉略弦。尿常规未查。从其证候表现分析：肝郁气滞，心阴受扰；久病多郁，湿热未尽。治法分两步走：疏其肝气，养心柔肝；益气解郁，活血疏经络，清热祛湿强脾胃。

处方一：柴胡10 g，薄荷^{后下}9 g，当归10 g，川楝子12 g，炙甘草6 g，炒白芍15 g，合欢花15 g，丹参18 g，煅龙骨、煅牡蛎各24 g，生姜3片，大枣6枚。4剂，水煎，食后服。

处方二：萆薢12 g，薏苡仁30 g，生黄芪18 g，生地黄20 g，生山药、炒山药各30 g，牡丹皮10 g，赤芍10 g，肉苁蓉10 g，益母草20 g，五味子10 g，白茅根20 g，益智仁10 g，茯苓12 g，鹿角霜10 g。6剂，水煎，食后服。

十三诊：食欲好。尿常规检查：尿蛋白（++），隐血（+），红细胞3～4个，白细胞（+-）。

处方：牡丹皮10 g，赤芍12 g，丹参18 g，生槐花24 g，鱼腥草 30 g，白茅根 30 g，生黄芪 20 g，生地黄 30 g，山茱萸 15 g，桑椹 15 g，石韦 30 g，补骨脂 10 g，炒山药 30 g。7 剂，水煎，空腹服。

十四诊：纳可，自感全身轻松，无任何不适，舌红，苔微薄，脉和缓。

处方：生黄芪 20 g，牡丹皮 10 g，丹参 20 g，生槐花 20 g，芡实 15 g，金樱子 20 g，生地黄 20 g，补骨脂 10 g，石韦 30 g，炒山药 30 g，白茅根 30 g，淫羊藿 10 g，鱼鳔粉^{冲服}6 g，桑椹 12 g，山茱萸 15 g。8 剂，水煎，食后服。

十五诊：口苦略干，小便黄赤，略有灼热感。舌红，无苔，左脉滑、右脉缓。尿常规检查：尿蛋白（＋），其余（－）。属心火亢盛，热移下焦，治以养阴清心，利尿清热。

处方：淡竹叶 10 g，麦冬 20 g，桑叶 10 g，天花粉 10 g，鱼腥草 30 g，连翘 12 g，焦三仙各 20 g，炙甘草 6 g，黄柏 10 g，知母 10 g。4 剂，水煎，空腹服。后继服十四诊方药 6 剂。

从十六诊起，尿蛋白、隐血均呈阴性，病情基本稳定，每周尿常规检查 1 次，未出现反复。嘱其每周内服中药 4 剂以固疗效，坚持服药半年。一切情况良好，1 年后患者娶妻，现有 1 男 1 女，儿女双全，随访数年一切正常。

按：慢性肾炎，中医没有与之完全相等的独立病名，根据临床表现的不同，将其归于传统医学中水肿、腰痛、虚劳等范畴。

患者发病时间较长，治疗经过也较复杂。初期虽然迭进大量激素，但疗效不甚理想。由于长期使用激素药物，身体出现了偏差，导致脏腑功能失调，因而证候表现繁杂多变。初诊根据表现，全面整合，认为该病的主要机理是肺肾气虚，脾虚不运，湿邪阻滞，内有郁热。首服8剂，未出现任何不适，初见成效，后期诊治始终以首诊法则为准，随症加减药物，病情逐渐向好。七诊时眼睛干涩、发红、时有刺痒，属于风热上扰、清窍不利，治以疏风清热、养肝明目，数剂而愈。十二诊出现心悸、躁烦，属肝郁气滞、心血被损，脉右部滑数、左略弦，属于病久多虚、湿热未尽，所以立其治法分两步走：疏其肝气，养血柔肝；益气解郁，活血通络，清热祛湿健脾胃。合理用药，数剂而愈。十五诊时，由于长期服用益气温热之药，难免会出现一时性的心火亢胜之势，出现口干、小便黄赤灼热是在情理之中，所以养阴清心、利尿清热应是正法，服药4剂，一切宁解。

首次接诊看似复杂，但抓其主症，兼顾他症，历经十几诊的调整治疗，最终可使患者痊愈。在整个治疗的过程中，所用药物比较复杂多变，但从未发生副作用，即使有不良反应，经调整状况也会很快消失。整个治疗过程，我有两点体会：①不管病情多么复杂，必须抓其主症，全面分析，用药必须注意补泻、寒热药物的搭配。②在辨证论治的原则处理中，不能死搬硬套，可以在主方不变的情况下适当加一些对症之药。

十一、肾病综合征合并牛皮癣

高某，女，20岁，学生，2011年3月16日初诊。

1年前，感冒后出现咽部肿痛、不思饮食，继则身乏腿困，小便不利，全身轻度浮肿，就诊于省级医院住院1周，后转入北京大学第三医院病理科，诊断符合"IgA肾病"，经治疗数天，出院诊断：肾病综合征（Ⅱ型新月体肾小球肾炎）。出院治疗，口服氯沙坦片 50 mg，每日 1 次；口服醋酸泼尼松片 40 mg，每日 1 次；维生素 D 碳酸钙片 2 片，每日 2 次；口服骨化三醇胶丸 0.25 mg，每日 1 次；环磷酰胺注射液 200 mg，加生理盐水 20 mL，静脉注射，隔日 1 次。治疗 3 周后，尿常规检查：隐血（+++），尿蛋白（+++）。2011 年 3 月来我处就诊，精神欠佳，颜面轻度浮肿，纳可，睡眠一般，月经周期为 40 ~ 60 天。大便略干，3 ~ 4 日 1 行，血压 130/90 mmHg。舌淡，苔微黄腻，舌边有齿痕，舌下静脉迂曲，脉细数。辨证：脾肾不调。治法：健脾益肾。

处方：升降散、六味地黄汤加味。

蝉蜕 10 g，僵蚕 10 g，片姜黄 10 g，大黄 9 g，生地黄 24 g，炒山药 30 g，牡丹皮 10 g，泽泻 10 g，山茱萸 15 g，茯苓 12 g，阿胶烊化 10 g，石韦 20 g，小蓟 30 g，龙葵 24 g，生黄芪 30 g，马鞭草 12 g。8 剂，水煎服。

二诊：服药 8 剂，精神转佳，近 3 天来全身皮肤及头部、颜面部出现红色斑点密布，有瘙痒感，晚上较重，皮肤结痂色白，逐日加重。舌淡，苔中部微厚，脉细数。尿常规检查：隐血（+++），尿蛋白（+++）。从症状表现分析，属肾病合并牛皮癣。根据患者的具体表现，遵照急则治其标、缓则治其本的原则，辨证得出肾病综合征是本，牛皮癣是标。治疗原则应以清热解毒、活血化瘀为主，兼以补肾固涩、消除蛋白。

处方：生地黄 30 g，玄参 15 g，丹参 20 g，大青叶 12 g，土茯苓 20 g，重楼 15 g，赤芍 12 g，当归 10 g，白鲜皮 20 g，地肤子 12 g，白花蛇舌草 30 g，连翘 12 g，金银花 20 g，益母草 20 g，益智仁 15 g，生黄芪 20 g。8 剂，水煎，食后服。

三诊：皮肤瘙痒较前明显好转，仍有少量淡红色斑点出现，舌质淡，舌苔中部微厚减退，脉细数。

处方：荆芥 10 g，防风 10 g，桃仁 10 g，生地黄 15 g，玄参 15 g，丹参 15 g，大青叶 15 g，土茯苓 30 g，重楼 10 g，赤芍 10 g，当归 10 g，白鲜皮 36 g，白花蛇舌草 30 g，金银花 20 g，连翘 12 g，益母草 20 g，生黄芪 15 g。7 剂，水煎，食后服。

四诊：舌红少苔，脉细数，食欲较前有好转，皮肤瘙痒不甚。尿常规检查：隐血（++），尿蛋白（+++）。仍以前方加味，同时兼以消除尿蛋白。

处方：荆芥穗 10 g，防风 10 g，桃仁 10 g，红花 10 g，生地黄 30 g，玄参 15 g，丹参 20 g，大青叶 15 g，土茯苓 30 g，重楼 15 g，芡实 15 g，白花蛇舌草 24 g，连翘 12 g，金银花 20 g。8 剂，水煎服。

五诊：四肢及全身皮肤红斑有明显减轻，皮肤不甚瘙痒，纳可，睡眠较好，大便质稀，日 1～2 行，其无特殊，舌质淡红，苔微薄黄，脉细数。仍遵前法方药继服 8 剂。

六诊：皮损逐渐向好，目前不考虑其余症状，以治疗皮肤病为主。以前法，在上方中加炒杜仲 12 g，8 剂，水煎服。

七诊：食欲正常，无特殊变化，舌、脉同前。仍遵前方，加郁李仁 12 g，8 剂，水煎，食后服。

八诊：下肢皮屑皮厚明显变薄，上肢及背部皮屑较厚，但不甚瘙痒，舌质淡薄无苔，脉细数。现有月经在身，腹部略有疼痛但不甚，血色较淡。

处方：生黄芪 24 g，荆芥穗 10 g，防风 10 g，土茯苓 30 g，炒杜仲 12 g，桃仁 10 g，红花 10 g，大蓟 30 g，益

母草 20 g，芡实 15 g，白鲜皮 36 g，大青叶 10 g，生地黄 20 g，白花蛇舌草 24 g，金樱子 20 g，炒山药 30 g。8 剂，水煎服。

九诊：近日早上食欲较差，下午较好。四肢及背部皮损明显好转，唯有头部较重，脉象较前和缓，舌淡，舌体缩小，少苔，舌边无齿痕，因月经在期，尿未检。

处方：生黄芪 30 g，秦艽 10 g，党参 15 g，生山楂 30 g，荆芥穗 10 g，防风 10 g，金银花 20 g，连翘 10 g，当归 10 g，益母草 20 g，芡实 15 g，生地黄 24 g，炒杜仲 12 g，白鲜皮 36 g，白花蛇舌草 30 g，砂仁^{后下}10 g。7 剂，水煎服。

十诊：整体情况观察较前逐步好转，皮肤基本无瘙痒，食欲正常，大便正常，仍以前法加减再进。

处方：生黄芪 30 g，生地黄 30 g，桃仁 10 g，石韦 20 g，芡实 15 g，炒杜仲 12 g，炒山药 30 g，白花蛇舌草 24 g，仙鹤草 15 g，白茅根 24 g，赤芍 10 g，山茱萸 15 g，当归 10 g，金银花 20 g，补骨脂 10 g。8 剂，水煎服。

十一诊：自述时有腰酸腿困，食欲不振，身体乏力，精神不好。血常规检查：血红蛋白 79 g/L，其他无特殊。尿常规检查：隐血（+++），尿蛋白（+++）。考虑属营养不良性血色素减少症，方用陈氏清补方加减。

处方：麦冬 15 g，党参 15 g，丹参 20 g，杜仲 12 g，炒山药 30 g，炒薏苡仁 20 g，芡实 15 g，白术 10 g，黄芩 10 g，莲子 15 g，桑寄生 20 g，金樱子 10 g，生黄芪 24 g，当归 10 g，焦三仙各 20 g，仙鹤草 15 g，阿胶^{烊化}10 g。6 剂，水煎服。

十二诊：舌、脉象较前变化不大。血常规检查：血红蛋白 81 g/L。双肾 B 超结果正常。仍以前方加覆盆子 15 g、生地黄 15 g、熟地黄 20 g，7 剂，水煎服。

十三诊：月经提前而至，近日食欲尚好，精神转佳，尿未检。舌淡红，少苔，脉较前有力。在陈氏清补方中加生地黄 20 g、墨旱莲 15 g，去麦冬，7 剂，水煎服。

十四诊：牛皮癣基本痊愈，唯头部有几小点未退、微有瘙痒，食欲转好，精神佳，尿液中泡沫较多。舌淡，舌体不胖，微有齿痕，脉细。血常规检查：血红蛋白 96 g/L。治以补肾健脾、固涩益精。

处方：党参 18 g，丹参 20 g，杜仲 12 g，炒山药 30 g，炒薏苡仁 24 g，芡实 15 g，紫草 15 g，生地黄 24 g，覆盆子 15 g，仙鹤草 15 g，生黄芪 18 g，熟地黄 24 g，当归 10 g，石韦 20 g，焦三仙各 20 g，土茯苓 30 g。8 剂，水煎服。

十五诊：尿、血常规未查，观其精神较好，视其眼睑板色较红，无贫血表现。

处方：党参 18 g，丹参 20 g，炒杜仲 12 g，桃仁 10 g，红花 6 g，炒山药 30 g，芡实 15 g，紫草 15 g，生地黄 20 g，覆盆子 12 g，麦冬 15 g，陈皮 10 g。7 剂，水煎服。

十六诊：自述阴部干涩较不舒，分泌物较少，其他无特殊变化，月经基本正常，量一般 3～4 天尽，舌红少苔，脉较前有力。尿常规检查：隐血（++），尿蛋白（+）。

处方：生黄芪 30 g，党参 20 g，丹参 20 g，炒杜仲 12 g，仙鹤草 15 g，当归 10 g，益智仁 10 g，紫草 15 g，石韦 15 g，山茱萸 15 g，芡实 15 g，小蓟 30 g，熟地黄 20 g，焦三仙各 20 g。8 剂，水煎服。

十七诊：本次月经基本正常，按时而至，未有不适。服药后阴部分泌物有些增多，干涩难忍的感觉明显减轻。

处方：柴胡 6 g，党参 20 g，丹参 18 g，炒杜仲 12 g，

桃仁12 g，红花10 g，炒山药24 g，芡实15 g，紫草15 g，生地黄24 g，覆盆子15 g，仙鹤草20 g，生黄芪24 g，当归10 g，熟地黄20 g，石韦20 g，玄参15 g，麦冬15 g，陈皮10 g，山茱萸15 g。7剂，水煎，食后服。

十八诊：精神较好，食欲正常，无腹痛感。舌红少苔，略有水滑，脉和缓有力。尿常规检查：隐血（+-），尿蛋白（+-），尿比重1.025，其他无特殊。

处方：生地黄30 g，熟地黄20 g，牡丹皮10 g，山茱萸15 g，茯苓15 g，炒山药30 g，生黄芪36 g，陈皮10 g，芡实15 g，金樱子15 g，石韦20 g，益母草20 g，白茅根30 g，小蓟30 g，桂枝10 g。8剂，水煎，食后服。

十九诊：尿常规检查较上次较无特殊变化，病情基本稳定，以温阳补肾法治疗。

处方：党参20 g，丹参20 g，生黄芪30 g，淫羊藿12 g，肉苁蓉12 g，茯苓15 g，白术12 g，生地黄30 g，当归10 g，石韦24 g，益母草24 g，小蓟30 g，炒山药30 g，芡实15 g，山茱萸15 g。8剂，水煎，食后服。

病情基本稳定，经几次尿常规检查，隐血、尿蛋白一直为（+）或（+-），未出现反复，为巩固疗效，嘱其守上方，每周服药4剂，持续服药4个月，尿常规检查结果呈阴性。以丸药善后，随访半年无复发。

按：患者肾病综合征1年余，虽然病情有些缓解，但尿常规检查结果的隐血（+++）、尿蛋白（+++）始终没有改变。来我处首次治疗，服药8剂后，精神有些好转，但全身皮肤出现小红斑点密布，瘙痒较甚，晚上更加严重。综合分析认为，该病属于肾病合并牛皮癣。主要是由于患者身体虚弱，患肾病时久，长期流失人体的精微物质（蛋白质），最终导致机体免疫功能低下使该病发生。

　　该病在二诊时发生异变，所以在施方处药时，就要遵循中医治病的法则，急则治标、缓则治本，出现新症状后，皮肤表现是为标、肾病综合征是为本，所以将健脾益肾法一改为清热解毒、活血化瘀法。二诊与十四诊皮肤病在逐渐好转，但中途出现食欲低下、精神欠佳，血液检查发现贫血，连续三诊方用陈氏清补方加减，贫血现象有所改变，牛皮癣也基本愈好，治法重新回到补肾健脾、固涩养精的思路中来，经几诊的服药，尿常规检查中潜血及蛋白均有改变。十八诊时，尿常规检查潜血、尿蛋白均维持在一个加号以内，尿比重1.025。十九诊以后，病情基本稳定，几次尿常规检查结果一直稳定，后以丸药善后，服药4个月，尿常规检查呈阴性，随访半年无复发。

　　肾病综合征属水肿范畴，其病因主要为肺、脾、肾、三脏气化功能失调，尤以脾肾阳虚、气虚为主，外因为风寒湿邪侵袭。

　　牛皮癣又名银屑病，是一种原因不明、易复发的慢性皮肤病。两病相互联系，由于蛋白质长期大量丢失，机体功能低下，肾功能改变，诱发皮肤病。在病理发展上两者又密切相关，皮肤好转、症状消除的同时，肾病（隐血、尿蛋白）也随之缓解。

十二、糖尿病肾病

　　姚某，男，37岁，山西省吕梁市三交镇人，2011年1月6日初诊。

　　患有糖尿病4年，现服二甲双胍（1片/次，2次/日），苯乙双胍胶囊（服法不详），血糖维持在7.1～8.0 mmol/L。

近段时间，口干舌燥，烦渴多饮，腰酸腿软，神疲乏力，劳累后加重，面色萎黄无光泽，小便多，舌淡胖，脉沉弦。血液、空腹血糖检查：血糖 16.53 mmol/L，甘油三酯 4.6 mmol/L，胆固醇 3.8 mmol/L；肾功能检查：尿素 10.51 μmol/L，尿酸 428.3 μmol/L，肌酐 138.7 μmol/L；尿常规检查：葡萄糖（+++），尿蛋白（+++），隐血（+）。辨证：气阴两虚，血瘀气滞，脾肾阳虚。治以益气养阴，活血通络，培补脾肾。

处方：生黄芪 30 g，人参 10 g，地骨皮 20 g，炙鳖甲^{先煎} 20 g，生山楂 30 g，乌梅 18 g，炒山药 30 g，山茱萸 15 g，茯苓 10 g，金樱子 20 g，芡实 15 g，生地黄 20 g，石韦 20 g，丹参 20 g，陈皮 10 g，焦三仙各 20 g，炙甘草 6 g。8 剂，水煎，食后服。

二诊：各症状均有减轻，空腹血糖 10.59 mmol/L，甘油三酯 2.59 mmol/L，尿常规检查：尿蛋白（+++），隐血（+−）。

处方：生黄芪 30 g，生地黄 20 g，地骨皮 15 g，生山楂 30 g，炙鳖甲^{先煎} 15 g，牛膝 15 g，芡实 15 g，山茱萸 15 g，炒山药 30 g，乌梅 20 g，金樱子 20 g，墨旱莲 15 g，陈皮 10 g，焦三仙各 20 g，石韦 15 g，党参 18 g。8 剂，水煎，食后服。

三诊：精神较好，空腹血糖 11 mmol/L，口干舌燥较前有好转，舌质红，苔微黄，脉较数。

处方：升降散合六味地黄汤加味。

蝉蜕 10 g，僵蚕 10 g，片姜黄 10 g，大黄 10 g，山茱萸 15 g，炒山药 30 g，泽泻 10 g，生地黄 20 g，茯苓 10 g，生黄芪 30 g，地骨皮 20 g，益母草 20 g，益智仁 10 g，淫

羊藿 20 g，桃仁 10 g。8 剂，水煎，食后服。

四诊：食后头晕眼花，视物模糊，其他无特殊，空腹血糖 8.31 mmol/L，甘油三酯 3.2 mmol/L，舌质淡红，少苔，脉细。

处方：生地黄 30 g，生黄芪 36 g，炙鳖甲[先煎] 20 g，生山楂 30 g，山茱萸 20 g，炒山药 30 g，沙参 20 g，地骨皮 18 g，乌梅 20 g，西洋参 10 g，牡丹皮 10 g，桃仁 10 g，红花 10 g，五味子 10 g，芡实 20 g，益母草 20 g，石韦 20 g，金樱子 24 g，决明子 15 g，菊花 20 g。10 剂，水煎，食后服。

五诊：无特殊变化，精神较好，少苔，脉微缓。空腹血糖 7.46 mmol/L，尿常规检查：尿蛋白（＋）。

处方：炒杜仲 12 g，生山楂 30 g，地骨皮 20 g，炙鳖甲[先煎] 20 g，山茱萸 15 g，炒山药 30 g，牡丹皮 10 g，连翘 10 g，石韦 20 g，生地黄 24 g，玉竹 15 g，人参 10 g，生黄芪 30 g，芡实 15 g，金樱子 20 g，益智仁 10 g，益母草 20 g，焦三仙各 18 g。10 剂，水煎，食后服。

六诊：食欲正常，精神好，微有口干但不甚，舌质红，舌面略燥，脉略数。热灼阴液，津不上承。治以滋养肝肾、养阴清热。

处方：生地黄 40 g，玉竹 15 g，山茱萸 20 g，炒山药 30 g，牡丹皮 10 g，茯苓 15 g，西洋参 10 g，生黄芪 30 g，芡实 20 g，炙甘草 6 g，乌梅 20 g，炙鳖甲[先煎] 20 g，黄连 10 g。10 剂，水煎，食后服。

七诊：病情基本稳定，自我感觉良好，血糖 6.25 mmol/L，甘油三酯 2.31 mmol/L，尿常规检查：尿蛋白（＋－），隐血（－）。

处方：生山楂 40 g，生地黄 30 g，乌梅 18 g，知母 10 g，生黄芪 30 g，人参 10 g，山茱萸 15 g，五味子 10 g，炒山药 30 g，麦冬 30 g，地骨皮 20 g，玉竹 15 g，菟丝子 15 g，焦三仙各 20 g。10 剂，水煎，食后服。

后以上方 4 倍量共研细末，每次 6 g，每日 3 次，坚持数月，随访症状一直稳定，空腹血糖保持在 6.5 mmol/L 以下，尿常规检查中尿蛋白、隐血均呈阴性。

按：糖尿病肾病是糖尿病主要的微血管病变，主要指毛细血管间肾小球硬化，是肾脏血流动力学的改变及糖代谢异常和遗传因素同作用的结果，是糖尿病最常见的并发症，也是糖尿病患者的主要死亡原因。

中医认为糖尿病肾病初期为消渴，中期可出现一些变证，如水肿、眩晕，后期因久病、全身脏腑功能减退而见虚劳。其病因病机多为长期过食肥甘厚味，恣食醇酒，损伤脾胃，脾失健运，胃失和降，中焦积热，消谷耗津而为消渴；情志过极，郁怒伤肝，肝气郁结，久郁化火，伤津化燥，加之肾脏素虚，闭藏失司，肾亏液枯，阴虚阳亢而见眩晕。五脏之伤，穷必及肾，消渴日久，肾气虚衰，不能蒸化水液，水液潴留，故演变成水肿。又因劳欲过度，肾精亏损，阴虚生内热，阴津暗耗，脏腑失于濡养，功能日渐虚弱，故气血虚弱，阴阳失调。消渴日久，伤阴耗气，阴损及阳，是其基本发展趋势，而禀赋不足或劳伤太过，亦可发展为肾元亏虚。部分学者认为，糖尿病肾病的中医病机是肾虚兼夹血瘀，气阴两虚贯穿本病始终，肾水不足，肝木失养，肝肾阴虚，阴虚阳亢，肾元封藏无权，肾气不固，精微外泄，进而见多尿。阴损及阳，阴阳两伤，精微外泄而水液停滞，则见尿浊、浮肿。病情继续发展，肾体劳衰，气血俱伤，浊毒内停，脉络瘀阻，必诸症蜂起，最终肾元衰败，五脏受损，三焦受阻，升降失常，水湿泛滥，转为气机逆乱之关格。

患者糖尿病史4年余，空腹血糖始终为7.0 mmol/L以上，由于病久多虚，久必及肾，导致肾功能的衰退，肾气不固，精微外泄，出现尿蛋白与隐血阳性。初治以益气养阴，活血通络，培补脾肾，服药8剂，血糖、血脂均有不同程度的转变。二诊以首法，略有加减，继进8剂，以观疗效再行调整。三诊时出现苔燥黄，空腹血糖变化不大，考虑为湿邪阻滞中焦所致，拟以升清降浊、补肾益气通瘀之法，以升降散合六味地黄汤加味，服药10剂，病情大有改观。以后几诊，随症加减药物，但主法不变，连续服药70余剂，病情基本稳定，后以粉剂，每次6 g，每日3次，吞服。坚守数月，随访一切良好，血糖维持在6.5 mmol/L以下，尿蛋白、隐血阴性。

十三、乙肝型肾炎病

武某，男，36岁，山西省吕梁市三交镇武家沟人，2012年6月15日初诊。

患乙肝型肾炎3年，一直就诊于山西省中医院，中西药并进，病情时好时坏，特来我院就诊。刻诊：面色黧黑，精神不佳，体形消瘦，神疲力乏。舌红，苔微黄厚，脉沉细。血压140/90 mmHg。腹部触诊：肝大，肋下两指可触及，质软，压之无痛。肝功能检查：谷草转氨酶128 U/L。尿液检查：尿蛋白（+++），隐血（+++）。中医辨证：湿热中阻，瘀血阻络，肝肾两虚，统摄失司。治法：清热祛湿，化瘀通络，补益肝肾，固涩益精。

处方：蝉蜕 10 g，僵蚕 10 g，大黄 9 g，茵陈 15 g，草豆蔻 10 g，小蓟 24 g，炒蒲黄 12 g，芡实 15 g，金樱子 24 g，泽兰叶 10 g，山茱萸 15 g，生地黄 20 g，车前子^{包煎}10 g，白茅根 24 g，炙鳖甲^{先煎}20 g。8 剂，水煎，食后服。

二诊：2012 年 7 月 4 日。舌淡少苔，脉细数。肝功能检查：谷草转氨酶 72.5 U/L，尿常规检查：隐血（++），尿蛋白（+++）。

处方：蝉蜕 10 g，僵蚕 10 g，大黄 9 g，茵陈 15 g，草豆蔻 10 g，小蓟 24 g，炒蒲黄 12 g，芡实 15 g，金樱子 24 g，泽兰叶 10 g，山茱萸 15 g，生地黄 20 g，炙鳖甲^{先煎}20 g，益智仁 12 g，覆盆子 15 g。7 剂，水煎，食后服。

三诊：2012 年 7 月 17 日。近日经常出现鼻衄，手足心发热，身热，舌质淡较前略转红，少苔，脉滑数。尿常规检查：隐血（+++），尿蛋白（+++），维 C（+-）。

处方：党参 15 g，生黄芪 30 g，白术 10 g，覆盆子 15 g，乌梅炭 12 g，草薢 10 g，石韦 24 g，续断 20 g，金樱子 15 g，墨旱莲 15 g，白茅根 24 g，地骨皮 20 g，炙鳖甲^{先煎}20 g，仙鹤草 15 g，白花蛇舌草 20 g，沙参 20 g。7 剂，水煎，食后服。

四诊：2012 年 8 月 1 日。食欲正常，大小便正常，手足心发热晚上加重，舌质淡红，微薄苔，脉细数。尿常规检查：隐血（+++），尿蛋白（+++），其他无特殊。

处方：沙参 20 g，枸杞子 15 g，生地黄 30 g，地骨皮 24 g，炙鳖甲^{先煎}20 g，小蓟 20 g，石韦 20 g，芡实 20 g，金樱子 20 g，墨旱莲 15 g，仙鹤草 15 g，生黄芪 36 g，炒山药 30 g。7 剂，水煎，食后服。

五诊：2012 年 8 月 16 日。未检查尿常规，手足心发热，右腿不舒，食欲正常，嗜睡，常感睡不足，精神萎靡不振，舌红，苔微薄，脉细数。证属痰湿壅滞，心阴亏损。上方加石菖蒲、莲子心、麦冬、半夏以豁痰开窍，养心阴。7剂，水煎，食后服。

六诊：2012年9月3日。自述手足心下午发热，其他无特殊，舌淡红，少苔，脉沉细。血压125/85 mmHg，尿常规检查：隐血（+++），尿蛋白（+++），尿比重1.025，pH 5.0。

处方：升降散、桃红四物汤、茵陈鳖甲散加味。

蝉蜕10 g，僵蚕10 g，片姜黄10 g，大黄9 g，当归10 g，川芎10 g，桃仁12 g，红花10 g，地骨皮20 g，炙鳖甲^{先煎}20 g，秦艽10 g，仙鹤草15 g，桂枝9 g，白茅根30 g，升麻9 g，生地黄20 g，炒山药30 g。8剂，水煎，食后服。

七诊：2012年9月24日。未有特殊变化，时有腹中雷鸣，身外发热，小便泡沫较多，大便稀溏，日2行，舌质淡红，少苔，脉细数。本次未检查尿常规。B超提示：肝位置正常，肝脏轻度增大，约14.6 cm，包块完整，内部回声均匀，提示肝大（轻度）；肾脏未见明显异常。

处方：一贯煎合四君子汤加味。

沙参20 g，枸杞子15 g，生地黄24 g，当归10 g，炒白术10 g，陈皮10 g，炙鳖甲^{先煎}20 g，党参15 g，白茅根30 g，炒山药30 g，萆薢12 g，金樱子20 g，石韦20 g。8剂，水煎，食后服。

八诊：2012年10月3日。近日因感冒，腹胀肠鸣，时有疼痛，晚上较重。舌淡少苔，脉细数。尿常规检查：隐血（+），尿蛋白（++）。

处方：一贯煎合四君子汤加味。

沙参 20 g，枸杞子 15 g，当归 10 g，炒白术 10 g，生地黄 20 g，炙鳖甲^{先煎}20 g，党参 18 g，地骨皮 20 g，桂枝 10 g，芡实 10 g，益智仁 10 g，炒山药 30 g，石韦 20 g，白茅根 20 g，仙鹤草 15 g，焦三仙各 20 g。8 剂，水煎，食后服。

九诊：2012 年 11 月 26 日。晚上腹胀，纳可，舌淡，略干少苔，脉沉细弱。B 超提示：肝大，左肝直径 15.0cm，包块完整，肝内回声均匀，门静脉主干内径 1.2 cm，胆囊大约 9.0 cm×2.8 cm。尿常规检查：隐血（＋），尿蛋白（＋＋）。

处方：一贯煎、真武汤加减。

沙参 20 g，枸杞子 15 g，生地黄 30 g，桂枝 10 g，熟附子^{先煎}10 g，白术 10 g，炒白芍 12 g，砂仁^{后下}10 g，大腹皮 15 g，仙鹤草 15 g，炙鳖甲 15 g，车前子^{包煎}10 g，茯苓 20 g，丹参 20 g，生姜 3 片，大枣 6 枚。7 剂，水煎，食后服。

十诊：2012 年 12 月 14 日。晚上 12 点腹胀较甚，小便较少，舌质红、略干燥，脉沉细弱。B 超提示：肝形态正常，左肝直径 13.6 cm，包膜完整，内部回声正常均匀，门静脉主干内径约 1.2 cm，胆囊正常，脾正常，腹水约 14.0 cm（肝硬化腹水）。治以温阳益肾，健脾利水，软坚益气。

处方：沙参 20 g，枸杞子 15 g，桂枝 12 g，白术 12 g，炒白芍 12 g，大腹皮 15 g，砂仁^{后下}10 g，炙鳖甲^{先煎}20 g，车前子^{包煎}10 g，茯苓 30 g，桑白皮 15 g，熟附子^{先煎}12 g，生黄芪 20 g。8 剂，水煎，食后服。

十一诊：2013年1月10日。纳可，睡眠较好，腹胀明显减轻，舌质淡红，微薄苔略黄，脉微细。B超提示：肝大，左肝直径13.6 cm，门静脉主干内径1.2 cm，胆囊6.9 cm×3.0 cm，脾厚约5.8 cm，脾静脉内径约0.7 cm，腹水4.0 cm。

处方：沙参20 g，枸杞子15 g，桂枝12 g，白芍12 g，党参15 g，炒白术12 g，大腹皮15 g，砂仁^{后下}10 g，车前子^{包煎}10 g，炙鳖甲^{先煎}30 g，生黄芪18 g，桑白皮15 g，干姜9 g，生地黄12 g，熟附子^{先煎}12 g。7剂，水煎，食后服。

十二诊：2013年2月1日。舌红少苔，脉细数。B超提示：脾轻度增大，门静脉主干内径1.2 cm，腹水1.3 cm（肝硬化伴有少量腹水）。尿常规检查：隐血（+），尿蛋白（++）。方药仍以上方加黄芩10 g，10剂，水煎，食后服。

十三诊：2013年2月28日。病情基本稳定，精神较好，B超及化验指标均较满意，仍守前方继服15剂。

病情稳定，嘱其继续服药，以巩固疗效，随访3个月无复发。

按：现代医学认为，乙型肝炎病毒相关性肾炎的发病机制至今尚未完全清楚，多数学者认为本病是一种HBV感染相关的免疫介导的疾病，理由在于：①HBV抗原-抗体复合物沉积于肾小球引起免疫功能紊乱，HBV病毒抗原与其相应抗体结合形成的循环免疫复合物在肾小球基膜内沉积从而诱发炎性过程，由此引起不同程度的肾脏病变，以膜性肾小球肾炎多见；②HBV病毒直接感染肾脏细胞，应用免疫组化方法发现肾脏基膜细胞内存在HBcAg，光镜观察，病毒样颗粒沉积于上皮下、内皮下系膜区及基膜区，以上均提示肾脏内有病毒复制，同时使用抗病毒药物抑制

HBV 复制对乙肝肾有效；③ HBV 感染导致自身免疫功能低下。实验研究指出，乙肝肾炎患者多为免疫缺陷，网状内皮系统功能障碍，对循环中免疫复合物清除力下降，导致循环中的免疫复合物沉积于肾小球内而发病。

传统医学认为：本病的病因是邪侵而正虚，正虚而邪恋，其虚伤及肝、脾、肾三脏气血阴阳。

患者病情表现复杂，治疗确实无从下手，故该疗程达3年之久，一直就诊服药，病情时轻时重，不够稳定。首诊辨证：湿浊中阻，瘀血阻络，肝肾两虚，统摄失司。治以清热祛湿，化瘀通络，补益肝肾，固涩益精，服药 8 剂。谷草转氨酶由 128 U/L 转为 72.5 U/L，尿隐血减少一个加号。二诊到四诊遵首法，病情无明显好转。五诊中出现手足发热、嗜睡、精神萎靡不振等症，属痰湿壅滞、心阴亏损，在上法方药中加豁痰开窍、养心阴之药。六诊时，湿浊中阻、肝血不足、瘀血阻滞、热郁壅结是其主因，故拟升降散、桃红四物汤、茵陈鳖甲散加味。七诊起以养肝阴、健脾胃为法则。九诊时患者晚上腹胀较甚，舌淡，脉沉细弱，考虑脾肾两虚，一改前法，以养肝阴、温脾肾为治则，拟一贯煎合真武汤加减。十诊：腹水 14.0 cm（肝硬化腹水），仍遵前法加味加量。十一诊：肝腹水 4.0 cm，腹胀明显减轻，守法不变继服。十二诊：腹水 1.3 cm（肝硬化伴少量腹水），尿常规检查结果为隐血（+），尿蛋白（++）。十三诊起，B 超及化验指标均较正常，精神状况良好，守前方继进 15 剂，病情稳定，嘱其继续服药，以固疗效，随访 3 个月，无复发。

综观上述治疗经过，治法与用方变化较大，用药比较繁杂。九诊前病情变化较大，治法不够稳定，治疗法则与用药前后变动较大，但为本病的治疗打下了基础。九诊后，治法基本固定，最终以养肝阴、温补脾肾为大法，使病情逐日向好，肝腹水由 14.0 cm 降为 1.3 cm，尿常规检查中隐血、尿蛋白都较前明显好转，这充分显示了症变药变、药随症变、灵活加减、药到病除的治疗法则。

十四、颜面播散性粟粒型狼疮

李某，男，28 岁，山西省吕梁市三交镇人，2012 年 3 月 9 日初诊。

脸上长疮 4 月余，初期面部起粟米大红色丘疹、脓疱，不以为然未予治疗，后逐渐增多，就诊于山西医科大学第一医院诊断，病理检查：真皮可见结核结节，符合颜面播散性粟粒型狼疮病理改变，疏以抗结核药物（异烟肼、乙胺丁醇、利福平）治疗 2 个月，效不佳，前来我处要求中医治疗。刻诊：脸部前额、眼睑、鼻周、口周等处密布粟粒大至小豆大红色丘疹及脓疱，挤破后流黄白色液体，感觉面部皮皱不舒、微有瘙痒，身体看似健壮，小便可，大便较干，2 日 1 行，舌红，中部舌苔微黄略厚，脉数。辨证：湿热壅滞，清阳不升，浊气不降。治法：益气清热，活血化瘀，升清降浊。

处方：蝉蜕 10 g，僵蚕 10 g，片姜黄 10 g，大黄 10 g，连翘 12 g，金银花 24 g，莪术 12 g，夏枯草 30 g，桃仁 10 g，红花 10 g，薏苡仁 30 g，白鲜皮 30 g，重楼 12 g，白芷 10 g，生黄芪 18 g。8 剂，水煎，食后服。

二诊：服药后，自述下午面部较前舒服，其无他变，脉象与前相同，舌淡，体略胖。在前方中加赤芍、三棱，继服 8 剂。

三诊：颜面部皮痒及脓疱明显消退，近日早上嗜睡赖床。

处方：莲子心 12 g，连翘 12 g，生黄芪 20 g，蝉蜕 10 g，僵蚕 10 g，片姜黄 10 g，三棱 10 g，重楼 12 g，浙贝母 15 g，薏苡仁 20 g，白芷 10 g，桃仁 10 g，夏枯草 24 g，白鲜皮 36 g，白花蛇舌草 24 g。8 剂，水煎，食后服。

四诊：颜面部红色丘疹、脓疱变浅变淡，开始结痂，早上能够按时起床，舌脉与前变化不大。

处方：蝉蜕 10 g，僵蚕 10 g，片姜黄 10 g，三棱 10 g，重楼 10 g，浙贝母 15 g，薏苡仁 24 g，白芷 10 g，桃仁 10 g，夏枯草 24 g，白鲜皮 30 g，连翘 12 g，生黄芪 30 g，赤芍 12 g，炒山药 30 g。8 剂，水煎，食后服。

五诊：病情基本稳定，面部丘疹明显好转，虽然有少量脓疱发起，但不甚，无瘙痒，食欲睡眠较正常，少苔，脉微数。

处方：蝉蜕 10 g，僵蚕 10 g，片姜黄 10 g，大黄 10 g，三棱 12 g，莪术 12 g，重楼 10 g，浙贝母 15 g，桃仁 10 g，赤芍 12 g，连翘 12 g，白芷 10 g，生黄芪 20 g，百部 10 g，白鲜皮 30 g，金银花 24 g，秦艽 10 g，夏枯草 24 g，生牡蛎 30 g。8 剂，水煎，食后服。

六诊：脸面丘疹基本变平色淡，明显消退，为巩固疗效，改拟丸药：

牡丹皮 60 g，茯苓 60 g，三棱 30 g，桃仁 30 g，红花 30 g，秦艽 30 g，白芷 30 g，生黄芪 60 g，浙贝母 30 g，金银花 30 g，地骨皮 30 g，陈皮 30 g，赤芍 30 g。以上药共研细末，炼蜜为丸，每丸 9 g，每日 2 次，每服 1 丸，以收全功。

按：该病的发病机理比较复杂，内因、外因并存，内因与七情、营卫气血、脏腑病机有关，外因与六淫之邪相关。内因外因互相关联，不能截然分开，以内因为主，颜面狼疮虽发于体表局部，但与整个机体营卫气血、经络脏腑息息相关，因肌肤体表乃肌体的一部分。粟粒型狼疮机理复杂、病程漫长，所以该病初期以西医抗结核药治疗2个月，疗效不佳，后来我处，对症给药，服药8剂，初见成效，后连续几次复诊，遵首法，随症加减，病情逐渐向好，后以丸药善后，以收全功。

十五、颜面红斑狼疮性皮炎

杜某，女，43岁，山西省吕梁市三交镇杜家圪垛人，2013年1月30日初诊。

面部血斑（发黑）密布，大者如钱币样，双眼间更甚，皮肤僵硬略增厚，微瘙痒，触之碍手，食欲正常，身体健壮，经期正常，二便尚可。西医诊断为红斑狼疮性皮炎。中医辨证属气阴两虚，郁热壅滞，经脉阻塞，血溢于外。治法：疏风清热，益气养阴，凉血软坚止痒。

处方：荆芥穗10 g，防风10 g，生地黄30 g，土茯苓30 g，桃仁10 g，红花10 g，生黄芪18 g，紫草15 g，茜草12 g，炒山药30 g，生槐花20 g，连翘12 g，金银花20 g，浙贝母15 g，莪术12 g，紫花地丁15 g。7剂，水煎，食后服。

二诊：2013年2月16日。皮肤瘙痒及增厚较前明显减轻，食欲正常，大便略干。舌红，苔微黄腻，脉细数。证属阴液不足，热邪偏盛。治以养阴润燥，宣通内外。

处方：荆芥穗10 g，防风10 g，生地黄30 g，土茯苓30 g，桃仁10 g，红花10 g，生槐花24 g，连翘12 g，金银花 20 g，浙贝母 15 g，莪术 12 g，紫花地丁 15 g，蝉蜕10 g，僵蚕 10 g，片姜黄 10 g，大黄 10 g，玫瑰花 12 g。10 剂，水煎，食后服。

三诊：2013 年 2 月 28 日。病情逐日向好，皮增厚减轻，红斑变淡消退，其他无特殊，舌红，黄腻苔有减，脉细数。

处方：生地黄 24 g，荆芥穗 10 g，防风 10 g，土茯苓30 g，桃仁 10 g，红花 10 g，麦冬 15 g，连翘 12 g，浙贝母 15 g，莪术 12 g，金银花 24 g，蝉蜕 10 g，僵蚕 10 g，片姜黄 10 g，大黄 9 g，郁李仁 10 g，玫瑰花 12 g。10 剂，水煎，食后服。

四诊：2013 年 3 月 10 日。面部红斑逐渐变浅变淡、消退，有很大好转，仍以前方加减，继服 8 剂，以巩固疗效。

按：颜面红斑狼疮性皮炎，又称粟粒型狼疮，病程较长，往往数年不愈。患者发病较急，病程较短，治疗中切准病机，用药合理，首诊服药，疗效满意，后守原法继续服药，连续 4 诊，共服药 35 剂，取得了较好的疗效。

十六、胃癌

（一）低分化腺癌

高某，男，山西省吕梁市临县新建街人，2012 年 5 月27 日初诊。

素体虚寒，脾胃不舒。2011 年 12 月给儿子筹办婚礼，因家庭琐事致精神负担较重，出现失眠多梦，不思饮食，继则食纳不香，胃脘不舒，时而出现轻微疼痛。患者认为是心情不畅所致，未予治疗。后来病情逐日加重，在儿女劝说下就诊。临县人民医院初步检查后认为病情较重，建议到上级医院进一步诊断。至山西省中医药研究院全面检查，B超检查发现，肝脏形态大小正常，被膜光整，右斜径约12.3 cm，肝实质回声均匀，肝内管状结构走形清晰，肝内胆管扩张，胆管壁上可见多发的强回声，后方伴慧尾，右叶可见2.4 cm×2.0 cm无回声，门静脉内径正常，约1.0 cm。胆囊切除术后，胆总管内径正常，为2.8 cm。胰腺形态大小正常，内回声均匀，主胰管不扩张。脾厚3.4 cm，肋下未及。双肾形态大小正常，包膜完整，双肾实质回声均匀，肾盂排列整齐。双侧锁骨上、胰膜后、双侧腹股沟未见异常肿大淋巴结。B超提示：胆囊切除术后，肝内胆管扩张，肝内胆管壁上固醇结晶，双侧锁骨上、胰膜后、双侧腹股沟未见异常肿大淋巴结。心电图提示：窦性心律，心电轴不偏，正常心电图，心率73次/分。肝功能检查提示：总蛋白39.5 g/L，球蛋白18.8 g/L，白球比为2∶1，谷丙转氨酶34.0 U/L，谷草转氨酶24.0 U/L，总胆红素11.9 μmol/L，直接胆红素5.0 μmol/L，间接胆红素6.9 μmol/L，碱性磷酸酶326.0 U/L，谷氨酰转肽酶330.0 U/L。CT扫描胃窦部提示：低分化腺癌。病情初步明确，暂时住院对症支持疗法治疗10天，患者不愿手术，要求回家内服中药保守治疗，前来我处。刻诊：形瘦面黄，精神不振，食欲欠佳，胃脘痞闷不舒，时吐清稀白沫，嗜睡多梦，大便不规律，2～3日1行，较干结，小便尚可，舌苔薄白，脉细小无力。辨证：阳虚气弱，肝旺脾虚，痰血互结，经脉不通。治以益气温阳，抑肝益脾，软坚散结，疏通经络。

处方：生黄芪30 g，陈皮10 g，防风10 g，炒白术10 g，炒白芍10 g，桂枝10 g，浙贝母15 g，炒山药30 g，夏枯草24 g，砂仁^{后下}10 g，干姜10 g，党参15 g，大腹皮15 g，延胡索 10 g，熟附子 9 g，白花蛇舌草 20 g，焦三仙各 15 g。4 剂，水煎，食后服。

二诊：精神好转，胃脘部及腹部较前舒服，舌苔薄白，脉和缓。守上方去夏枯草 24 g，加玉竹 12 g，4 剂，水煎，食后服。

三诊：食欲有增，食后胃脘部未感不舒，晚上腹部时有疼痛，其他无特殊。

处方：生黄芪 30 g，陈皮 10 g，炒白术 10 g，炒白芍 15 g，桂枝 15 g，浙贝母 15 g，砂仁后下 10 g，干姜 10 g，党参 15 g，佛手 10 g，延胡索 10 g，熟附子 9 g，白花蛇舌草 20 g，香附 15 g，枳壳 10 g，焦三仙各 10 g。4 剂，水煎，食后服。

四诊：食欲正常，时有腹痛，但不甚，精神转佳，舌淡红，苔微薄，脉较和缓。在上方中加炒莱菔子 10 g，4 剂，水煎，食后服。

五诊：近日感冒，全身不舒，时有寒热，咳吐黄痰，食欲正常，舌质红苔微黄，脉浮略弦。方用小柴胡汤和解少阳，化痰止咳。

处方：柴胡 10 g，黄芩 10 g，党参 15 g，半夏 12 g，杏仁 10 g，丝瓜络 10 g，桑叶 10 g，菊花 20 g，浙贝母 15 g，炙枇杷叶 24 g，木瓜 12 g，生姜 3 片，大枣 6 枚。3 剂，水煎，食后服。

六诊：胃脘不舒微胀，后半夜症状加重，伴有背困、胃灼热，少量进食后胃脘症状缓解。舌淡，少苔，脉沉细弱。提示胃阴不足。

处方：玉竹 15 g，香附 12 g，生黄芪 24 g，陈皮 10 g，炒白术 10 g，炒白芍 10 g，桂枝 12 g，浙贝母 15 g，炙鳖

甲 15 g，砂仁^{后下}10 g，干姜 10 g，党参 15 g，佛手 10 g，延胡索 10 g，炒莱菔子 10 g，熟附子 12 g，焦三仙各 20 g。4 剂，水煎，食后服。

七诊：病情基本稳定，食欲大增，精神较好，体重增加，颜面红润，根据患者表现以及一贯虚寒的体质，要使病情有所控制，必须有长远的治疗方案，故以补气扶正、软坚散结、消瘀、温阳健脾为正法。

处方：生黄芪 30 g，西洋参 10 g，陈皮 10 g，半夏 12 g，桂枝 12 g，熟附子 12 g，干姜 10 g，延胡索 10 g，浙贝母 15 g，煅牡蛎 30 g，夏枯草 30 g，白花蛇舌草 24 g。每周服 4 剂，水煎，食后服。

疗效较好，现一直服药，一切情况良好。

按：根治中晚期癌症，不管是现代医学还是传统医学，都是比较困难的，但对延长和提高患者的生存年限和生活质量，传统医学有比较独特的方法，根据患者不同的证候表现，合理用药，精心护理，树立信心，坚持服药。无数病例证明了效果，有时还有意想不到的奇迹出现。

患者病性已定，辨证后以益气温阳、抑肝益脾、软坚散结、疏通经络论治，病情一直向好，中途出现一点小问题给予对症治疗，症状消除后，仍遵首法治疗。七诊后，病情基本稳定，食欲大增，精神较好，体重逐渐增加，颜面红润，坚持初衷治法，每周服药 4 剂，疗效甚好。

（二）贲门胃体癌

李某，女，64 岁，山西省吕梁市临县清凉寺人，2012年 11 月 30 日初诊。

胃脘痞闷，食欲欠佳，食后脘部憋胀不舒 4 月余，近日上述症状加重。11 月 24 日就诊于山西省肿瘤医院，胃镜检查报告：食管黏膜光整柔软，距门齿 41～47 cm，贲门右侧壁胃体前壁，病变下缘（近胃角处）黏膜缺损凹陷，表面覆污苔，周边隆起，充血，质脆，钳取易出血；胃角黏膜充血，表面略粗糙，柔软；幽门圆，开放状。十二指肠未见明显异常。活检部位：胃体。镜下诊断：贲门胃体癌。患者家属不愿手术，前来我处要求中医治疗。刻诊：面色不华，胃脘憋胀不舒，大便无规律，时有干结，小便尚可。舌苔厚略腻，脉细。辨证：脾阳不足，中气不运，痰瘀阻滞，络脉不通。治法：温脾阳，补中气，软坚散结，疏通经络。

处方：参麦桂芍软坚汤加减（自拟）。

人参 10 g，麦冬 15 g，桂枝 12 g，炒白芍 12 g，浙贝母 20 g，夏枯草 24 g，生牡蛎^{先煎}30 g，炙鳖甲^{先煎}20 g，厚朴 6 g，炙甘草 6 g，干姜 9 g，焦三仙各 15 g，白花蛇舌草 20 g。4 剂，水煎，食后服。

二诊：2012 年 12 月 6 日。服药 4 剂，大便较前畅快，日 1 行，但黏腻，胃脘及腹部症状缓解，食欲有增，精神较好，其他无特殊，因患者未来，舌脉不详。在前方中加砂仁 10 g、蒲公英 15 g，继进 4 剂，以观疗效。

三诊：2012 年 12 月 28 日。其子来述，各方面情况较好，无任何不适，舌苔偏厚，仍以前法再进。

处方：党参 18 g，桂枝 12 g，炒白芍 12 g，浙贝母 20 g，蒲公英 15 g，夏枯草 24 g，生牡蛎^{先煎}30 g，炙鳖甲^{先煎}20 g，厚朴 6 g，炙甘草 6 g，干姜 9 g，砂仁^{后下}10 g，佩兰叶 12 g，生黄芪 18 g，白花蛇舌草 20 g。6 剂，水煎，食后服。

四诊：2013 年 1 月 4 日。口干，过饱则胃脘不舒。前方中加黄芩 12 g、鸡内金 15 g。12 剂，水煎，食后服。

五诊：2013 年 1 月 20 日。一切情况较好，无疼痛胀满不舒等症，食欲正常。

处方：党参 15 g，佩兰叶 12 g，藿香 10 g，桂枝 10 g，浙贝母 20 g，生牡蛎^{先煎}30 g，炙鳖甲^{先煎}15 g，厚朴 10 g，干姜 9 g，焦三仙各 20 g，白花蛇舌草 20 g。8 剂，水煎，食后服。

六诊：2013 年 2 月 20 日。春节间情况较好，食欲正常，精神佳，时有干呕但不甚，遵三诊方，继服 8 剂。

七诊：2013 年 3 月 4 日。其子来述，情况较好，病情稳定，无特殊变化，嘱其守前方继服 6 剂。

八诊：2013 年 3 月 18 日。右上腹及背部困乏酸胀，纳可。舌淡，苔微厚，脉细数。胆囊、肝、脾、肺 B 超提示：胆囊大小 8.6 cm×3.88 cm，其他无特殊。

处方：柴胡 10 g，茵陈 15 g，黄芩 15 g，决明子 15 g，生白术 20 g，金钱草 30 g，延胡索 12 g，枳壳 10 g，党参 15 g，炙鳖甲^{先煎}20 g，焦三仙各 20 g，白花蛇舌草 20 g。8 剂，水煎，食后服。

九诊：2013 年 4 月 3 日。近日食管至胃脘处时有疼痛，口干，不欲饮水，大便干结。

处方：西洋参 10 g，桂枝 12 g，炒白术 12 g，浙贝母 15 g，炙鳖甲^{先煎}15 g，延胡索 10 g，厚朴 10 g，佩兰叶 12 g，生白术 20 g，大黄 6 g，决明子 15 g，鸡内金 15 g，干姜 9 g。6 剂，水煎，食后服。

十诊：2013 年 4 月 15 日。女儿来述，食欲尚好，胃脘部仍有疼痛，大便较畅，不干结。

处方：柴胡 12 g，黄芩 10 g，党参 18 g，半夏 12 g，桂枝 10 g，炒白芍 10 g，海螵蛸 20 g，细辛 3 g，香附 15 g，

延胡索 10 g，厚朴 10 g，干姜 9 g，鸡内金 15 g。6 剂，水煎，食后服。

十一诊：2013 年 5 月 8 日。精神较好，纳可，腹部无疼痛，可做些家务，体力格外充沛。以益气扶正、醒脾健胃、消食化瘀为法则，增强肌体抗邪之力。

处方：生黄芪 30 g，西洋参 10 g，炒白术 12 g，藿香 12 g，佩兰叶 12 g，砂仁[后下] 10 g，玉竹 15 g，鸡内金 15 g，佛手 10 g，陈皮 10 g，生山楂 30 g，白花蛇舌草 20 g，炙甘草 10 g，炙鳖甲[先煎] 20 g。8 剂，水煎，食后服。

十二诊：2013 年 5 月 27 日。病情稳定，无特殊变化，嘱其守方继续服用。

患者现在一切情况均好，生活完全能够自理，现仍间断服药，全面调理。

按：患者肿瘤形成的根本原因是素体脾阳不足，中气不运，痰瘀阻滞，络脉不通，故采用自拟参麦桂芍软坚散结汤加味，首诊服药 4 剂，病情有转机，食欲大增，精神转佳。守法不变，继续服药，以维持症状，3 月 18 日因右上腹背部困乏酸胀，B 超提示胆囊增大，一改前法，以清肝利胆、燥湿止痛为法则，连续几次加减治疗，症状又有所稳定。遵其原法，间断服药，以巩固疗效。随访数日，精神活力较充沛，生活完全可以自理，生活质量比较满意。

十七、闭塞性动脉硬化

刘某，男，43 岁，山西省吕梁市临县大禹乡刘家圪垯村人，2012 年 3 月 12 日初诊。

闭塞性动脉硬化 10 年余，经治疗，症状在一段时间内基本稳定。近 3 年来旧病复发，病情时好时坏。近 4 月，症状逐日加重，自感头晕，双下肢怕冷，双足趾端发凉、麻木，皮肤颜色明显改变、呈紫黑色，右足大趾开始干性坏死，迅速蔓延，剧烈疼痛，朝轻暮重，彻夜不眠，食欲略差，经吕梁市人民医院诊断，处以前列地尔每日 4 mg，加入 250 mL 10% 葡萄糖液中，静脉点滴，速度为每分钟 15 滴，10 天为 1 疗程；口服血塞通，每次 1 粒，每日 3 次。经一段时间治疗，症状初见稳定，但出现视力模糊、头脑反应迟缓、记忆力减退，加之气候的转变，症状又有反复。前来我处治疗。刻诊：患者痛苦面容，双足趾怕冷，触之冰凉，皮肤色暗，右足大趾端干性坏死，趾甲盖基本坏死干脱，甲沟边挤压有白色脓液外渗，足背及胫后动脉微弱不畅，舌淡红，微薄苔，脉细沉。病机：寒湿瘀阻经脉，血行不畅而致脱疽。治法：益气温阳除湿，活血行气，佐以清热止痛。

处方：生黄芪 30 g，桂枝 15 g，炒白芍 18 g，萆薢 12 g，薏苡仁 24 g，黄柏 10 g，鹿角胶^{烊化}10 g，桃仁 10 g，红花 10 g，香附 15 g，石菖蒲 15 g，生地黄 30 g，鸡血藤 20 g，牛膝 15 g，木瓜 12 g，毛冬青 15 g，佩兰叶 10 g，白芥子 9 g，生山楂 30 g，连翘 12 g，丹参 20 g，天花粉 18 g。

上方服 20 剂后疼痛有减，夜间能够入睡 3～5 个小时，服至 40 剂时，足趾怕冷开始减轻，麻木及趾端皮色仍未改变，趾甲部白色脓液外渗仍存在，由于寒邪偏甚，为在较短时间内起到明显效果，尚需加强益气温阳之力，故遵前法加重益气之药，同时加强温补真阳之药的比重。加熟附子 12 g，熟地黄易生地黄，生黄芪由 30 g 增至 46 g，连服 15 剂，足部怕冷大有好转，皮色开始由紫暗变浅紫，食欲大增，精神较好。以后各诊中，无特殊变化时，守法守方，根据服药后的反应，温阳之药熟附子逐渐上增，量至 30 g 时，再未上加，前后共服药 300 余剂，病告愈。后以上方两倍量制成丸剂，每丸重 9g，每次 1 丸，每日 3 次以巩疗效，随访半年，病情稳定，未复发。

按：本案的病程长达 10 年，初经治疗症状缓解，但不够稳定，而且每次复发均较初病重。本次复发后疼痛加重，趾端开始干燥坏死，所以在辨证论治时，必须慎重全面考虑。既要考虑久病正气的不足与阳衰的程度，还要顾及湿邪与瘀血的出路去处，同时还必须想到久病多瘀的可能。由于邪毒不去，病灶局部产生邪热的表现，所以下笔书方，绝不能草率了事，拟定法则须全面顾及，故以温阳益气、除湿行气、活血通络为主，以清热祛邪止痛为辅。

本病案从用药来看似乎繁杂琐赘、标靶不清，实则主次分明、遵道有序。本病案的病理表现，唯复方、重剂方可取胜。本方以黄芪桂枝五物汤及阳和汤补气通阳、养血除痹、温阳补血、散寒通滞为主，以萆薢渗湿汤及萆薢解毒汤渗湿解毒治痈疡为辅。方中桃仁、红花、鸡血藤、生山楂活血养血，祛瘀通络；香附芳香行气，协同温阳之药发挥疗效；石菖蒲、佩兰叶芳香化湿祛痰，健脾通络；连翘、天花粉清热，生津，降火润燥，排脓消肿；丹参苦微寒，活血化瘀，安神宁心；毛冬青，性苦、味平，活血通络，清热解毒；加大熟附子剂量以温阳补火，温中止痛，散寒除湿。诸药合用，共同起到补气温阳、活血化瘀、清热排脓之功效。连续服药 300 余剂，10 年之顽疾痊愈，随访数月，病情稳定。

十八、深静脉血栓形成并发下肢溃疡

刘某，男，40岁，山西省吕梁市临县石白头乡人，司机，2012年12月26日初诊。

3月前，在一次夜间出车途中，因车出现故障，在野外勉度一宿，导致重感冒，出现全身困重疼痛，诱发双下肢肿胀疼痛，继则皮肤暗紫，以发汗解表、舒经活络论治。服药1周，身痛困重有减，但下肢仍肿胀疼痛，皮色暗紫逐日加重，前往吕梁市人民医院皮肤外科，诊断为深静脉血栓形成并发下肢溃疡。对症处理治疗10天，症状略有好转，但未痊愈。近20天来，皮肤暗紫、溃疡越发加重，特前来我处要求中医治疗。刻诊：体胖形羸，面色黧黑，精神萎靡，疼痛呻吟不断，夜间难以入睡，双下肢暗色呈紫，水肿溃烂，足部缠裹厚棉，舌红，苔黄微腻，脉数。因湿热内壅，热毒内结，耗伤气血，热盛内腐，故发溃疡。治宜清热化湿，益气活瘀。

处方：三妙散加味。

薏苡仁36 g，黄柏15 g，苍术15 g，牛膝15 g，生黄芪36 g，鹿角胶10 g，炒白芍10 g，白芷10 g，桃仁12 g，桔梗10 g，丹参20 g，香附15 g，毛冬青15 g，金银花30 g，生地黄30 g，延胡索10 g，天花粉10 g。8剂，水煎，食后服。

二诊：2013年1月14日。服药8剂，左下肢小腿部，足部溃烂明显好转，流黄水有减，疼痛大大减轻，晚上勉强可以入睡，皮色由暗紫开始转红，精神转佳，睡眠虽有好转，但仍较差。舌淡红，苔微腻，脉细数。上方加炒枣仁24 g、连翘12 g，合欢花15 g，生黄芪加量至40 g，15

剂，水煎，食后服。

三诊起症状稳定，逐渐向好，嘱其守方继服 20 剂。

随访数月，病情稳定，以首次方药间断频服巩固疗效。

按：患者发病较急，来势凶猛，根本原因为感受寒邪后，没有及时得到很好的治疗，寒湿进一步深入经脉，经脉回流受阻，瘀阻于下，日久化热，皮肤色变，伤肤损肌而出现浅表溃烂。方中薏苡仁、黄柏、苍术、牛膝苦温燥湿，清热；生黄芪甘、微温，补中益气，固表利水，托疮生肌；鹿角胶温阳补肾；桂枝、炒白芍温阳，行气固表，养阴益气，调和阴阳；白芷、天花粉祛风解表，祛湿止痛，清热生津，消肿排脓生肌；生地黄清热养阴凉血；丹参、桃仁养阴祛瘀；香附、延胡索行气止痛；金银花清热解毒消肿；毛冬青活血通络，清热解毒。诸药合用，标本兼治，则血栓融化，瘀结消散，气血畅通。

十九、下肢动脉阻塞

王某，男，30 岁，山西省吕梁市临县城镇人，2011 年 3 月 25 日初诊。

左下肢冰凉、麻木、肌肉略有萎缩，大趾及二趾溃烂，趾端化脓半年之久，经省级医院下肢静脉血流图检查，属下肢动脉闭塞，对症支持治疗，疗效不甚满意，故前来我处要求中医治疗。舌淡红，苔少薄，脉沉细。因脾肾阳虚，致血脉闭阻，血流受阻。治以温阳健脾燥湿，活血温经通络。

处方：桃红四物汤合二妙散加味。

桃仁 12 g，红花 12 g，熟地黄 30 g，川芎 10 g，炒白芍 18 g，生黄芪 40 g，熟附子^{先煎} 12 g，炒薏苡仁 24 g，黄

柏 10 g，连翘 12 g，白芷 10 g，鹿角胶^{烊化}10 g，丹参 20 g，路路通 10 g，毛冬青 15 g，天花粉 10 g，苍术 12 g。10 剂，水煎，食后服。

二诊：2011 年 4 月 6 日。左侧大趾部脓液减少，无疼痛感，食欲正常，口干，咽部不舒。舌微红，无苔，脉细数。

处方：桂枝 12 g，炒白芍 12 g，薏苡仁 24 g，黄柏 10 g，苍术 12 g，生黄芪 40 g，熟附子^{先煎}12 g，地龙 12 g，桃仁 10 g，白芷 10 g，鹿角胶^{烊化}10 g，连翘 10 g，毛冬青 12 g，党参 20 g，炙甘草 6 g，生地黄 20 g，玄参 15 g。10 剂，水煎，食后服。

三诊：2011 年 5 月 6 日。下肢冰凉，麻木大有好转，趾端脓液已无，溃烂处开始干结，下肢活动较灵活，身体无困重，舌淡，苔微薄，舌根部厚腻，脉细数。

处方：桂枝 10 g，黄柏 10 g，炒薏苡仁 30 g，桃仁 12 g，红花 10 g，牛膝 15 g，鹿角胶^{烊化}10 g，生黄芪 36 g，党参 20 g，细辛 6 g，生地黄 24 g，天花粉 10 g，毛冬青 12 g，炒山药 30 g，鸡内金 20 g。10 剂，水煎，食后服。

症状基本稳定，病情逐日向好，从五诊起，遵守前方，间断服用，以求痊愈。

按：动脉硬化阻塞症是一种全身动脉内膜或中层的增生性疾病，由于管壁增厚变硬、缩小、弹性丧失，继发性血栓形成，致使血液流量减少或完全中断，如果阻塞四肢动脉，可引起肢体供血不足，严重者发生坏疽，属于传统医学"脱疽"的范畴。

患者为下肢动脉阻塞，病机为脾肾阳虚，血脉闭阻，血流受阻，以温阳健脾燥湿、活血温经通络为治疗大法。方中桃仁四物汤补血养阴，活血化瘀；二妙散清热祛湿邪，使气血得通，毒热解除。方中重用黄芪，以固正气托脓；白芷、天花粉清热解毒，排脓生肌；鹿角胶、熟附子温阳以益元之火；丹参养阴通瘀活血；路路通通经活络；毛冬青活血通络清热解毒。诸药合用，寒湿并用，攻补兼施，共同起到温阳补肾健脾、活血化瘀通络、清热排脓生肌的作用。根据证候转变，主方不变加减药物，连续服药数十剂，病情逐日向好，一直比较稳定，随访无反跳。

二十、血栓闭塞性脉管炎

郝某，男，34岁，山西省吕梁市临县玉坪乡人，1998年6月8日初诊。

患者素体阳虚，3年前感觉右足疼痛不舒，第二、三、四趾发凉、麻木，走路后感觉酸困沉重，行走一两千米则腓肠肌胀痛，活动有些受限，遇寒冷与阴天雨季明显加重。就诊于吕梁市人民医院，以血栓闭塞性脉管炎论治。对症给药，症状缓减。但从今年4月7日旧病复发，下肢麻木、疼痛加重，特前来我处要求中医治疗。刻诊：右侧股动脉搏动减弱，足背、胫后动脉搏动消失，右下肢自胫骨中段以下温度明显降低，趾甲、皮肤增厚、粗糙，足趾部足弓以远足跖部皮色苍白，足跟部皮色发暗。舌苔薄白，脉细弱。辨证：寒邪内侵，营血凝滞，卫阳不行，经脉不通。治法：温阳化痰，疏通经脉。

处方：桂枝15g，当归10g，熟附子^{先煎}15g，丝瓜络12g，木瓜12g，丹参20g，地龙12g，鸡内金18g，片姜黄10g，威灵仙12g，炒山药30g，炒薏苡仁30g，鹿角胶^{烊化}10g。15剂，水煎，食后服。

二诊：1998年6月28日。服药15剂后，右下肢疼痛不舒、麻木、发凉有些好转，行走一两千米较前乏困减轻，足跟部紫暗色开始变浅，足跖部皮色仍呈苍白，舌苔薄白，脉细。继守前方，减去木瓜，加熟地黄30 g、党参20 g，20剂。

三诊：1998年8月4日。右下肢疼痛不舒、麻木、发凉基本已无，行走五千米未感觉不舒，足部皮色基本正常。为巩固疗效，守前方药量3倍，加生黄芪90 g共研细末，泛蜜为丸，每丸9 g，每次1丸，每日2次以善后。

按：患者素体虚弱，卫阳不足，后天充养失调，导致心肾阳虚，尤其是气血生化之源匮乏，四肢远端经脉受阻。阳虚而血运迟缓，湿重而黏腻难行，经脉瘀阻不畅，气血循环障碍，则出现肢端疼痛不舒、麻木、发凉、皮肤色变等现象。

二十一、食管下段黏膜下肿物（嘈杂呕逆症）

马某，男，39岁，2012年1月14日初诊。

干呕，吞咽不畅，食后胃脘不舒，胃灼热，胃脘困乏，就诊于山西医科大学第一医院。电子胃镜检查结果提示：食管黏膜光滑柔软，血管纹理清晰，扩张度好，齿状线清晰，其上方可见1.0 cm的黏膜下隆起，用12 MHz超声探查见，源于黏膜肌层的低声结节，大小约8.6 cm×7.2 cm。贲门黏膜光滑，未见异常。胃底黏膜光滑，散在条状充血，伴轻度糜烂，黏膜模糊不清。胃角弧度存在，黏膜光滑柔软，蠕动可。胃窦黏膜光滑，红白相间，以红为主，未见出血及溃烂，蠕动尚可，色泽淡红。幽门呈圆形，开闭尚可，黏膜皱襞光滑，色泽淡红，未见出血及溃烂。十二指肠球部黏膜光滑，球后及降部黏膜光滑，乳头大小无异常。

诊断：食管下段黏膜下肿物（平滑肌瘤）、慢性非萎缩性胃炎。B超检查：胆囊大小形态正常，附壁可及团状高回声，大小0.4 cm，后方不伴声影，不随体位移动，腔内透声好，肝内外胆管未见扩张。脾脏形态饱满，体积增大，肋间厚约4.51 cm，实质回声均匀，脾静脉未见扩张，肺、双肾未见异常。提示：胆囊息肉、脾大。西药对症治疗半月之后，前来我处要求中药治疗。刻诊：呕声频频不断，干呕欲吐，精神面貌不佳，食后胃部嘈杂不舒，口干舌燥，大便较干结，1～2日1行。舌淡，苔微黄，脉沉细力缓。辨证：阴阳不调，湿浊中阻，三焦不利，郁结经络。治法：调和阴阳，升清降浊，通利三焦，散结通络。

处方：桂枝汤、小柴胡汤、升降散加减。

桂枝10 g，炒白芍10 g，柴胡10 g，黄芩10 g，西洋参10 g，半夏12 g，蝉蜕10 g，僵蚕10 g，片姜黄10 g，大黄10 g，延胡索10 g，佛手10 g，厚朴10 g，海螵蛸20 g，浙贝母15 g，夏枯草24 g，生牡蛎^{先煎}30 g。5剂，水煎，食后服。

二诊：服药5剂后，症状较前明显好转（以前胃中有一种滚动感，严重影响睡眠），口干不适有所改变，口苦，纳可，舌淡，少苔，脉细数。在上方中加甘松10 g、玳玳花10 g，8剂，水煎服。

三诊：时有干呕，近日食欲较前有好转，精神欠佳，性欲淡漠，其无不适，舌淡，厚苔较前明显减轻，脉细数。

处方：桂枝10 g，炒白芍10 g，巴戟天10 g，柴胡10 g，半夏12 g，蝉蜕10 g，厚朴12 g，片姜黄10 g，延胡索10 g，海螵蛸20 g，炒山药30 g，浙贝母15 g，阳起石12 g，甘松10 g，焦三仙各20 g，生牡蛎^{先煎}30 g，人参10 g，黄芩

10 g，生姜 3 片，大枣 6 枚。8 剂，水煎服。

四诊：胃脘部时有蠕动感，睡眠较前有好转，口有时出现干苦。舌淡，舌体略胖，苔黄厚减轻，脉细数。

处方：黄芩 12 g，人参 10 g，白术 10 g，桂枝 12 g，炒白芍 12 g，延胡索 10 g，海螵蛸 20 g，炒山药 30 g，干姜 9 g，阳起石 10 g，生牡蛎[先煎]24 g，浙贝母 15 g，胡黄连 6 g，焦三仙各 20 g，生黄芪 20 g，佛手 10 g。8 剂，水煎，食后服。

五诊：胃略有灼热，食欲正常，四肢微困乏，其无特殊，舌淡，苔厚明显消退，舌体肿有减，脉较和缓，仍遵前方加减继进。

处方：人参 10 g，炒白术 10 g，桂枝 12 g，黄芩 10 g，延胡索 10 g，蒲公英 20 g，墨旱莲 12 g，半夏 12 g，炒山药 30 g，阳起石 12 g，生黄芪 20 g，佛手 10 g，浙贝母 15 g，生牡蛎[先煎]30 g，干姜 10 g，焦三仙各 20 g。8 剂，水煎，食后服。

六诊：食欲正常，睡眠大有好转，四肢困乏有减，舌质转红，少苔，舌体变小，舌边无齿痕，脉尚有力，现偶尔有胃灼热的感觉。

处方：生黄芪 24 g，西洋参 10 g，黄芩 10 g，半夏 12 g，蒲公英 20 g，桂枝 10 g，炒山药 30 g，阳起石 12 g，玉竹 15 g，巴戟天 10 g，海螵蛸 20 g，淫羊藿 10 g，浙贝母 15 g，夏枯草 24 g，炙鳖甲[先煎]15 g。8 剂，水煎，食后服。

七诊：近日口苦，口唇干燥，睡眠不佳，胃脘部微有憋胀，胃灼热泛酸有减，微薄苔，脉较前有力。

处方：柴胡 10 g，黄芩 15 g，玉竹 15 g，砂仁[后下]10 g，半夏 12 g，桂枝 10 g，炒白芍 12 g，阳起石 12 g，巴戟天

10 g，浙贝母 15 g，海螵蛸 20 g，淫羊藿 12 g，夏枯草 20 g，炙鳖甲^{先煎}15 g，炒山药 30 g，合欢花 15 g，炒枣仁 20 g。6 剂，水煎，食后服。

八诊：病情基本稳定，食欲正常，胃脘部不舒憋胀基本消失，胃灼热泛酸再未出现，肾功能基本恢复正常。舌红，苔微薄，脉较有力。以香砂六君子汤加味以善后巩固疗效。

处方：人参 10 g，炒白术 10 g，茯苓 10 g，炙甘草 10 g，藿香 10 g，砂仁^{后下}10 g，夏枯草 24 g，生牡蛎 30 g，陈皮 10 g，半夏 12 g，浙贝母 15 g，玉竹 12 g，焦三仙各 20 g，生姜 3 片，大枣 6 枚。8 剂，水煎，食后服。

按：患者病情表现复杂，无论是以现代医学的检查分析，还是以传统医学的理论分析，都不易得到明确的定论。现代医学电子胃镜提示为食管下段黏膜下肿物，B 超提示胆囊息肉、脾大。以传统医学的理论分析，呕吐者属于呕吐（胃神经官能症），吞噎不畅属噎膈（食管憩室），胃脘中饥嘈者称嘈杂（十二指肠壅积症），见到上述证候的表现，中医施治，必须全面分析，抓其主证，兼顾他证，合理用药，攻补并进，方能取胜。患者的症状以及舌脉的表现，属于阴阳不调，湿浊中阻，三焦不利，气滞郁结经络，故以调和阴阳、升清降浊、通利三焦、软坚散结通络为治疗大法，拟以桂枝汤、小柴胡汤、升降散加味。服药 5 剂，各症状有好转，因首方有效，在后来的几诊中坚守法则不变，临时出现证候，随时加减，共服药 60 余剂，病已基本告愈。方中桂枝汤解肌发汗，调和营卫，使肌体功能协调，阴阳平衡；小柴胡汤和解少阳，通利三焦，促使上中下三焦功能正常，邪有出路；升降散升清降浊，宣通表里，使清者升，浊者降，表里相通，内外协调，始终保持肌体气息的清洁；方中加海螵蛸、延胡索、佛手、厚朴、巴戟天、阳起石等药，都属于对症给药，其意在协助主方增强疗效；因患者食管下段黏膜下肿物，是体内湿邪痰郁所致，所以用夏枯草、牡蛎、浙贝母、蒲公英清热解毒，软坚散结化痰消囊肿。从首方到终末一直未断，坚持使用，使病情得到根本的控制，促使主证逐渐痊愈。病情稳定后，以香砂六君子汤加味以善后告愈。

二十二、寒热错杂腹痛症

任某，男，12岁，山西省吕梁市三交镇人，学生，2011年10月7日初诊。

患者禀赋体弱，平素喜冷饮。2月前无任何特殊原因发生腹痛，但不甚，后腹痛逐日加重。近半月来疼痛实在难以忍受，就诊于临县第二人民医院，当时腹痛十分剧烈，症情表现复杂，数名医生诊视后感到束手无策，一致建议其到上级医院诊断，急转吕梁市人民医院，以阑尾炎收入住院，经5天的临床观察，经多方面检查，阑尾炎诊断被否决。住院期间腹痛每日发生数次，每次疼痛持续时间数十分钟到两小时，症状严重，实在难以忍受。曾有一次疼痛较甚以致晕厥，不省人事，抢救2小时方才苏醒，住院5天，病情不见好转，建议到省级医院就诊检查，出院回家另想他法，故前来我处就诊。刻诊：面色不华，愁眉锁眼，不甚痛快，精神萎靡不振，腹中隐隐作痛。触诊：腹部柔软，按压微痛，肝脾未触及。舌淡，苔薄白，脉沉细无力。根据病情，综合分析，辨证：寒热错杂，气血郁滞。治法：温寒清热，行气活血，止痛通络。

处方：桂枝小柴胡汤、乌梅丸（汤）加减。

柴胡 10 g，黄芩 10 g，半夏 12 g，人参 10 g，桂枝 10 g，炒白芍 12 g，黄连 3 g，乌梅 18 g，丹参 20 g，干姜 6 g，焦三仙各 20 g，厚朴 10 g，阿胶^{烊化}10 g，陈皮 10 g。3 剂，水煎，食后服。

二诊：服药 3 剂后，腹痛较前有减，10 月 9 日发生 1 次腹痛，但不甚，持续约 10 分钟。10 月 10 日早上因服蒸鸡蛋后，腹痛再次出现，气喘吁吁，近似痉厥，但时间很短，约 3 分钟，过后如常，大便略干。本次脉诊，较首次略有起色，舌淡，少苔，遵前法方药略予加减继进。

处方：柴胡 10 g，黄芩 10 g，半夏 12 g，人参 10 g，桂枝 10 g，炒白芍 10 g，干姜 9 g，黄连 3 g，乌梅 18 g，丹参 20 g，决明子 15 g，槟榔 6 g，厚朴 10 g，陈皮 10 g，焦三仙各 20 g，延胡索 10 g，熟附子 6 g。4 剂，水煎，食后服。

10 月 10 号晚上来电话，由于室内温度较低，躺入被子后出现腹痛，疼痛很厉害，家长十分着急，当即告其以热水袋热敷，按揉足三里穴。20 分钟后，来电告知，腹痛消失。

10 月 11 日上午时许来电，告知早上腹痛数分钟，排便 1 次，腹痛减轻。

10 月 13 日晚上来电话，2 天来腹痛 1 次，症轻。

三诊：腹痛再未出现，食欲有增，精神较好，大便略干，现已正常上学，舌质红，苔微白、略有水滑，脉较有力、微数。

处方：桂枝 10 g，熟附子^{先煎}9 g，人参 10 g，黄芩 10 g，

黄连 4 g，槟榔 10 g，乌梅 18 g，干姜 6 g，决明子 15 g，焦三仙各 20 g，炙甘草 6 g，鸡内金 15 g，延胡索 10 g，佩兰叶 12 g，砂仁^{后下}10 g，大枣 6 枚。5 剂，水煎，食后服。

10 月 21 日上午 8 时许，其父来电话，告知 17 日早上腹部出现隐隐作痛，持续 1 分钟，后再未发作，今天早上又出现腹痛，但不甚，约 1 分钟后如常人。大便尚可，其无特殊。

四诊：近日腹痛再未出现，精神较好，舌红，上学一天不感乏困。嘱其守前方，再进 3 剂，后以人参健脾丸 30 丸以善后。

按：患者发病原因不明，时间较长，疼痛时症情复杂，实则难忍。住院后经多方检查治疗观察，未发现任何器质性病变，屡用止痛药，终不能使病情有减。来我处就诊，根据患者表现认为属阴阳不调，三焦不利，寒热错杂，气血郁滞，故拟以桂枝汤、小柴胡汤、乌梅丸（汤）加减治疗。服药 3 剂后，腹痛较前有减，说明药已对症。二诊继前方再进 4 剂，从三诊起，腹痛基本已无。即使有病痛，时间很短，完全可以忍受。四诊起，病情稳定，以人参健脾丸善后。

历代医家对腹痛的病因多以寒热邪气客于肠胃立论。患者素体阳虚，恶寒畏风，由于饮冷过量，而致肠胃功能失调，发生疼痛，疼痛时急迫症重，有难以忍受之势，医生束手无策。方中桂枝解肌发表调和营卫；小柴胡汤和解少阳，通利三焦；乌梅汤温脏安蛔，缓急止痛。三方合用，各执其事共捣病穴，看似十分复杂之证，数剂而痛止，连续四诊而病得根治。

二十三、腹痛定时发热

刘某，女，68岁，山西省方山县果则园村人，2013年5月27日初诊。

无明显诱因腹部（耻骨上至胃脘）烘热疼痛1年余，每天上午8—9时、下午4—5时、天气阴转时，症状加重，每坐冷板凳或冰凉的物体，症状也会出现。曾多方求治，各种检查未发现问题，最终以胃神经官能症论治。服药繁杂，疗效不佳，病程长达1年，近日上述症状加重，深感痛苦，前来我处就诊。刻诊：食欲正常，小便灼热，大便不爽，舌淡、苔微薄，脉细数。辨证：三焦不利，湿浊内壅。郁久化热，经脉不畅。治法：宣利三焦，升清降浊，清热化瘀，疏通经脉。

处方：小柴胡合升降散加减。

柴胡10 g，黄芩10 g，党参18 g，半夏12 g，蝉蜕10 g，僵蚕10 g，片姜黄10 g，大黄12 g，炙甘草6 g，车前子[包煎]12 g，地骨皮20 g，炙鳖甲[先煎]20 g，桃仁9 g，焦三仙各20 g，鱼腥草30 g，生姜3片，大枣6枚。4剂，水煎，食后服。

二诊：2013年6月1日。症状略有减轻，但不甚理想。在上方中去焦三仙，加乌药10 g、龙胆草9 g，4剂，水煎，食后服。

三诊：2013年5月5日。症状无明显改变，胃脘灼热加重。根据患者表现，推测方中党参、炙甘草、半夏、生姜温热较甚，中焦胃脘可能难以承受，重新调整药物以观疗效。

处方：淡竹叶10 g，生地黄30 g，陈皮10 g，乌药10 g，车前子^{包煎}10 g，炒山药 30 g，生石膏 15 g，地骨皮 20 g，炙鳖甲^{先煎}20 g，沙参 20 g，桃仁 9 g，阿胶^{烊化}10 g，天花粉 10 g，鱼腥草 30 g，炙甘草 6 g。5 剂，水煎，食后服。

四诊：2013 年 6 月 10 日。腹部灼热感明显减轻，近日早上出现，但不甚，时间很短，舌淡、少苔，脉细数。遵上方加茵陈 15 g、金银花 20 g，去生石膏、车前子，4 剂，水煎，食后服。

五诊：2013 年 6 月 15 日。疗效较好，症状明显减轻，遵前方继服 3 剂。

六诊：2013 年 6 月 19 日。病情基本稳定，腹部灼热感在睡觉时偶尔出现，但很轻微，食欲正常，舌淡、少苔，脉数。为巩固疗效，以下方善后。

处方：淡竹叶 12 g，生地黄 30 g，陈皮 10 g，乌药 10 g，车前子^{包煎}10 g，炒山药 30 g，生石膏 20 g，知母 10 g，地骨皮 20 g，炙鳖甲^{先煎}15 g，桃仁 10 g，丝瓜络 12 g，生甘草 6 g，茵陈 15 g，丹参 15 g，焦三仙各 20 g。6 剂，水煎，食后服。

按：患者初诊、二诊辨为三焦不利，湿浊内壅，郁久化热，脉络不畅，因此以小柴胡汤合升降散加减治疗，结果服药数剂，症状无明显改变，反而胃脘灼热加重。仔细分析，认为患者阴虚阳亢，胃阴不足，心火不降，气行不畅，阴血瘀阻，前两诊所用之药如党参、炙甘草、半夏、香附、生姜等药，温热较甚，中焦胃脘一时难以承受，因而出现胃脘灼热加重。所以一改前法，在药物的选择上进行调整，以滋阴清热、行气潜阳、活血通络、健脾益胃、甘润微寒之药治之，使病情得以明显改善，后几诊遵三诊用药之道，遂使病情逐日向好。

二十四、腹痛呕逆症（奔豚）

白某，女，42岁，临县第三中学职工家属，2011年12月14日初诊。

感冒后治不得法，出现腹痛、干呕、气上逆1年余，其间就诊于数家医院（包括市、省级医院），多次行腹部B超、CT检查，未发现任何器质性病变。腹部疼痛绵绵，持续不断，较重时不能站立，活动劳累时痛势更甚，精神日益衰减，最终不能正常料理家务。其间曾服中西药物众多，疼痛症状从未减轻，反而逐日加重，故前来我处就诊。刻诊：精神较差，面色不华，痛苦病容，行走腰弯捂腹，自述下腹疼痛时心烦意乱，气逆上冲至咽部，胸胁满胀，干呕欲吐，舌淡白、苔微薄黄，脉浮弦。辨证：湿浊中阻，寒邪犯胃，肾气上逆。治法：升清降浊，温中散寒，益肾利水。

处方：茯苓桂枝甘草大枣汤、桂枝加桂汤和升降散加味。

桂枝15 g，炒白芍10 g，蝉蜕10 g，僵蚕10 g，片姜黄10 g，大黄6 g，炙甘草10 g，茯苓15 g，桑白皮15 g，半夏12 g，干姜9 g，生姜15 g，大枣10枚。5剂，水煎，食后服。

二诊：2011年12月22日。5剂服完，腹部疼痛、气逆明显好转，精神较佳。脉诊较前平缓，舌淡白，苔黄有减。因前方有效，方药不变，继服4剂以观病情变故。

三诊：2012年1月3日。疼痛已无，气逆渐平，能够正常料理家务，精神、舌象较好。在前方中去大黄，加党参20 g，4剂。

四诊：2012年1月8日。一切正常，身体基本恢复正常，现少腹微胀，略有带下，为巩固疗效以下方善后。

处方：当归 10 g，僵蚕 10 g，乌药 10 g，党参 20 g，延胡索 10 g，炒蒲黄 12 g，陈皮 10 g，桃仁 10 g，红花 10 g，丹参 18 g，炒白芍 12 g，干姜 10 g，厚朴 10 g，炒山药 30 g，炙鳖甲^{先煎}15 g，鱼腥草 30 g。6 剂，水煎，食后服。

按：患者腹痛、气逆长达 1 年。B 超、CT 检查提示无器质性病变。我认为属脏腑功能失调所致，其机理为湿浊中阻，寒邪犯胃，肾气上逆，因病初治不得法，变症百出。《伤寒论》原文第 65 条云："发汗后，其人脐下悸者，欲作奔豚，茯苓桂枝甘草大枣汤主之。"原文第 121 条又云："烧针令其汗，针对被寒，核起而赤者，必发奔豚，气从少腹上冲心者，灸其核上各一壮，与桂枝加桂汤，更加桂二两也。"

患者证候表现完全符合原文所说，因而遵条文所示，合以升降散以除湿邪，因苔微薄黄为明症所见，方中加半夏降逆止呕，化痰健脾，桑白皮泻肺平喘利水，干姜温中回阳治胃腹冷痛，党参补中益气生津。群方合用，疗效卓著，寥寥10 余剂，使 1 年之顽疾霍然而愈，值得深思。

二十五、腹痛（急腹症）

李某，女，74 岁，山西省吕梁市临县后大禹村人，2011 年 4 月 12 日初诊。

本月初感受风寒后，投以发表、通下之法，加之饮食不当，导致泻利，脘中痞闷，继而腹痛肠鸣持续不断，呕恶心烦，不能饮食，急来临县中医院就诊，经各项检查，病情复杂，经用止痛药，疼痛不减，反有加重之势，召集内外科相关医师综合会诊，不得解。临县中医院认为本院条件有限，不适宜收治该患者，建议到上级医院确诊。经吕梁市人民医院检查，同样不接受住院。后到省级医院检查，B超检查报告提示：肝脏形态略大，腹部中线向左侧延伸，肝实质未见明显异常信号影，肝内胆管、肝总管略扩张，并向下延伸至胆总管，未见明显充盈缺损，胆囊形态增大，囊内有充盈缺损，未见异常信号强度，胆内钙化灶，胆囊内胆汁淤积，胆总上段轻度扩张。腹腔内未见明显软组织肿块，腹膜后未见肿大淋巴结影，未见腹水症。诊断：胆囊结石并胆囊炎（建议CT薄层扫描进一步确诊），肝内胆管、肝总管、胆总管扩张。住院观察2天，对症给药，疼痛加重时给予镇痛剂，缓解一时，药效过后，疼痛又发。院方认为病患年事已高，体质较差，进行剖腹探察风险较大，建议出院。出院后其子女来我处要求中医治疗，以尽孝心。刻诊：痛苦面容，精神不佳，腹痛拒按，腹中雷鸣，触之胃脘痞硬不柔，呕恶心烦，不能饮食，舌淡，苔薄白微腻，脉沉细无力。辨证：脾胃俱虚，邪气内陷，中转不运，升降不调。治法：和胃补中，降逆消痞。

处方：《伤寒论》甘草泻心汤加味。

炙甘草15 g，黄芩10 g，黄连6 g，人参10 g，半夏12 g，炒莱菔子12 g，延胡索10 g，鸡内金15 g，焦三仙各20 g，决明子15 g，生姜3片，大枣6枚。4剂，水煎，食后服。

因患者年事较高，形体消瘦，加之近日药物连续不断，胃纳欠佳，中焦脾胃功能大大受损，故一时难以受纳大剂量峻猛之药，嘱其煎好之后，少量多次，频频服之，每日1剂，待胃气来复，以常法服用。

服药2剂后，矢气频频，肠鸣辘辘，继则如厕，大便呈果糖状样，胃脘中痞闷顿开，腹痛立止，剩余 2 剂继续服完。

二诊：2011 年 4 月 18 日。食欲大增，精神较好，口苦，不时干呕，但较前明显好转，略有恶寒，大便略有稀溏，小便尚可。

处方：小柴胡汤加味。

柴胡 10 g，黄芩 10 g，人参 10 g，半夏 12 g，陈皮 10 g，鸡内金 15 g，炒白术 12 g，炒山药 30 g，延胡索 10 g，炙甘草 10 g，生姜 3 片，大枣 6 枚。4 剂，水煎，食后服。

三诊：2011 年 4 月 27 日。近日口不苦，干呕有减。后半夜 2—3 时起腹痛出现，但时间很短，痛势不甚，下坠感明显。舌淡，少苔，舌左侧有瘀斑，脉细略沉。

处方：小柴胡汤、补中益气汤加减。

炙黄芪 18 g，升麻 9 g，桂枝 10 g，香附 15 g，柴胡 10 g，炙甘草 12 g，黄芩 10 g，半夏 12 g，延胡索 10 g，炒白术 15 g，陈皮 10 g，人参 10 g，丹参 20 g，焦三仙各 20 g，生姜 3 片，大枣 6 枚。5 剂，水煎，食后服。

2011 年 5 月 8 日电话中叙述，精神较好，食欲正常，一切情况较稳定，腹部及胁部有时微微作痛，嘱其守上方继服 5 剂以善后。

按：患者年事较高，体质较差，可腹痛症状表现剧烈，兼症复杂，所以从县级医院到省级医院，都感到治疗比较棘手，不敢妄下结论，由于体质问题，不可进行剖腹探察，勉强对症治疗，数天而乏效，返回家中。余经诊视认为，该患者属于脾胃俱虚，邪气内陷，中转不运，升降不调。《伤寒论》第 168 条曰："伤寒中风，医反下之，其人下利数十行，谷不化，腹中雷鸣，心下痞硬而满，干呕，心烦不得安，医见心下痞，谓病不尽，复下之，其痞益甚，此非结热，但以胃中虚，客气上逆，故使硬也，甘草泻心汤主之。"

患者出现的症状与《伤寒论》第168条原文相近，初病外受寒邪，前医投以发表，发表不成，予以攻下，致使出现一系列的或然证，所以证候表现复杂。由于年龄与体质的原因，医者对病情表现的复杂性，断然不敢妄下结论、疏方遣药，儿女们出于对长辈的孝心，邀余诊视，疏以甘草泻心汤加减，2剂后病情有改观，4剂服完大有好转。根据二诊临床表现以小柴胡汤加味4剂。三诊病情大有好转，由于中气（脾气虚）不足，下坠感明显，予以小柴胡汤、补中益气汤加减5剂。四诊病情稳定，精神较好，一切趋于正常。嘱其守前方继服5剂以善后。随访4个月未复发。

二十六、结肠炎（腹泻）

张某，男，50岁，山西省临县许家峪村人，2013年7月21日初诊。

去年2月出现咳嗽、腹泻，就诊于本地医院，经治疗后，腹泻未好，出现口干、咽部不舒，又服5剂后出现口中发咸。从此上述症状一直不解，经吕梁市人民医院化验、肠镜检查，未发现任何器质性病变，以慢性结肠炎对症治疗，服药灌肠后症状略减。近4个月来，腹泻加重，日7～8次，有时甚至10余次，脓血相兼无下坠感，口干咸，食欲正常，睡眠欠佳，故前来我处中医诊治。舌淡，苔微厚腻，脉沉细弱微数。辨证：脾阳失运，肾阳虚损，湿浊中阻，分消失司。治法：温阳健脾，调和阴阳，升清降浊。

处方：桂枝汤、四神丸（汤）、升降散。

桂枝 10 g，炒白芍 10 g，吴茱萸 10 g，肉豆蔻 10 g，补骨脂 10 g，五味子 10 g，炒山药 30 g，蝉蜕 10 g，僵蚕 10 g，片姜黄 10 g，大黄 6 g，马齿苋 15 g，胡黄连 9 g，炙甘草 6 g。8 剂，水煎，食后服。

中途电话来告，服药 4 剂后症状开始好转，8 剂服完后症状大有改观，嘱其守方继服 6 剂再做定夺。

二诊：2013 年 10 月 12 日。精神大振，食欲正常，口有咸味感大有减轻，腹泻减轻，大便日 1～2 行，其无不适，为巩固疗效继服下方。

处方：桂枝 10 g，炒白芍 10 g，蝉蜕 10 g，僵蚕 10 g，片姜黄 10 g，大黄 3 g，马齿苋 15 g，吴茱萸 10 g，肉豆蔻 12 g，炒山药 30 g，炙甘草 6 g，五味子 10 g，胡黄连 9 g，党参 20 g，补骨脂 10 g。8 剂，水煎，食后服。

按：患者腹泻长达 1 年，治不得法，致病情拖延。来我处就诊，经询问病史，号脉观察，四诊合参，仔细分析辨证，为脾阳失运，肾阳虚损，湿浊中阻，分消失司，故拟温阳健脾、调和阴阳、升清降浊为法则。方中桂枝汤调和营卫，温阳行气；四神丸（汤）温肾健脾止泻；升降散升清降浊，宣通表里上下，通利三焦。方中加炒山药健脾燥湿止泻；马齿苋清热利湿，凉血解毒；胡黄连清热燥湿治泻利。马齿苋、胡黄连还有一个功用，就是以苦寒之性而牵制大队温热之药的偏性，以防病灶局部产生他变。所以服药 8 剂，病情大转，嘱其守方继进 6 剂。二诊服药 14 剂后，各症状明显改变，大便次数基本正常（1～2 次/日），守方不变，加党参 20 g 以增强健脾补气之力，继服 8 剂以善后。

二十七、视网膜静脉阻塞

王某，男，40岁，山西省临县车赶乡人，2009年3月30日初诊。

素体虚弱，恶风、怕冷、易汗出，6个月前1次重感冒后，出现双目视物昏黄，头重、闷胀不舒、针刺样疼痛。山西省眼科医院诊断为视网膜静脉阻塞，对症治疗多时，疗效不甚满意，无奈之下前来我处试求中医治疗。刻诊：双目视物昏黄，站立时头憋胀不舒，睡眠时头部症状缓解，纳可，二便正常，舌红，苔微厚略黄不腻，脉浮数略涩。辨证：肺气不足，阴阳不调，阴虚阳亢，血瘀脉阻。治法：补益肺气，调和阴阳，滋阴潜阳，活血化瘀通络。

处方：生黄芪30 g，陈皮10 g，桂枝10 g，炒白芍10 g，菊花20 g，葛根20 g，丹参20 g，生蒲黄12 g，车前子^{包煎}10 g，牛膝15 g，当归10 g，生地黄30 g，桃仁6 g，酒大黄9 g，枸杞子15 g。7剂，水煎，食后服。

二诊：2009年4月6日。头晕项强较前有减。近日腹胀，其无特殊，舌暗红，苔厚，舌边尖肿烂，脉细数。

益气温阳之药使用过急，一时出现苔厚，舌边尖肿烂，属"虚不受补"之表现。鉴于此，治法须分两步走，先予清热滋阴软坚、温中健脾益胃治其标，待旁症消除，再治其本。

方药一：淡竹叶10 g，香附10 g，陈皮10 g，生地黄12 g，砂仁^{后下}10 g，浙贝母12 g，连翘12 g，生牡蛎^{先煎}24 g，炙甘草6 g，鱼腥草30 g，焦三仙30 g。4剂，水煎，食后服。

方药二：陈皮10 g，大腹皮15 g，菊花20 g，葛根20 g，丹参 18 g，毛冬青 20 g，酒黄芩 10 g，牛膝 15 g，车前子^{包煎} 10 g，当归 10 g，枸杞子 15 g，桃仁 10 g，决明子 15 g，炒莱菔子 12 g。5 剂，水煎，食后服。

上两方交替服用，每日 1 剂。

三诊：2009 年 4 月 18 日。近日头晕痛有减，眼干涩，视力仍较差，食欲正常，舌淡苔薄。

处方：决明子 15 g，白蒺藜 15 g，陈皮 10 g，大腹皮 15 g，菊花 20 g，牛膝 12 g，车前子^{包煎}10 g，当归 10 g，枸杞子 15 g，桃仁 9 g，鸡内金 15 g，丹参 20 g，路路通 10 g，生黄芪 15 g，毛冬青 18 g。7 剂，水煎，食后服。

四诊：2009 年 4 月 26 日。头少阳部及颈后部时有疼痛，早晚头部疼痛较轻，上午较重，手足心发热。舌淡，少苔，微有干裂，舌下静脉迂曲，脉细数。

处方：桑叶 10 g，黄芩 10 g，半夏 12 g，毛冬青 15 g，地龙 12 g，决明子 15 g，大腹皮 15 g，桃仁 9 g，生黄芪 20 g，丹参 20 g，葛根 18 g，炙鳖甲^{先煎}15 g，生山楂 30 g，牛膝 15 g。7 剂，水煎，食后服。

五诊：2009 年 5 月 11 日。视力模糊有所好转，少阳部头痛少有出现，手足心发热，无干呕，舌下静脉迂曲有减，舌体胖。

处方：生黄芪 24 g，丹参 20 g，地龙 12 g，桑叶 10 g，菊花 20 g，决明子 15 g，车前子^{包煎}10 g，炙鳖甲 15 g，生山楂 30 g，牛膝 15 g，葛根 20 g，砂仁^{后下}10 g，茺蔚子 10 g。8 剂，水煎，食后服。

六诊：2009 年 5 月 24 日。视力明显提高，头痛偶尔发生，但不甚，其无特殊，守前方继进 6 剂。

七诊：2009 年 5 月 31 日。症状稳定，视力基本恢复正常，舌体略胖，舌中部干裂，舌边略有齿痕，脉数。为巩固疗效，守法不变，加强益气之药以扶正，佐以活血通络之药以通络。

处方：生黄芪 30 g，菊花 20 g，葛根 20 g，丹参 20 g，毛冬青 15 g，生蒲黄 12 g，生地黄 20 g，当归 10 g，赤芍 10 g，桃仁 9 g，地龙 12 g，甲珠 6 g，决明子 15 g，车前子^{包煎}10 g。8 剂，水煎，食后服。

体力充沛，精神较好，头痛已无，视力基本恢复正常，嘱其守方，每月服上方 10 剂，连用 3 月以巩固疗效，经随访，病症无反复。

按：首诊时，根据临床表现，我认为根本病机为肺气不足，阴阳不调，阴虚阳亢，血瘀脉阻，故拟黄芪桂枝汤合通路汤加减治疗。方中黄芪桂枝汤益气固表，调和阴阳；通络汤行气疏风清热，解肌生津燥湿，活血通瘀止痛；加牛膝补肾强筋、引血下行；车前子利尿通淋，降颅压；当归温经养血；枸杞子滋补肝肾明目。服药 6 剂，症状略有减轻，以后几诊中，在首法基本不变的情况下，根据证候表现，随时调整药物，病情逐日向好。前后七诊，服药 70 余剂，告愈，随访 3 个月病情稳定，无反复。

二十八、外伤性视力减退症

高某，男，41 岁，山西省临县大禹乡圪台上村人，1997 年 11 月 17 日初诊。

3 个月前由于脑外伤（头部手术）出现头痛、项强、视力极度低下、视物模糊（一米以外即无法辨认），曾多方检查，治疗效果不佳，后经山西省眼科医院诊断认为，因外伤视神经受损，症状不可扭转，予各类维生素药物以维持现状。近2个月来，上述症状逐日加重，特前来我处要求中医治疗。刻诊：食欲正常，精神尚好，头痛项强，视物不清。每到气候变化，症状加重。舌红，苔微厚，舌下静脉迂曲，脉细弦涩。辨为正气不足，肝脉瘀滞，瘀血闭阻，精不上承，目失濡养。治法：升阳益气，疏肝理气，祛瘀通络，益精明目。

处方：自拟车前桃红汤加味。

柴胡10 g，当归10 g，桃仁10 g，红花10 g，菊花20 g，车前子[包煎]30 g，丹参20 g，枸杞子15 g，葛根20 g，密蒙花18 g，山茱萸15 g，炒山药30 g，决明子15 g，谷精草15 g。5剂，水煎，食后服。

二诊：1997年11月23日。服药5剂，头痛项强较前有减，视力较前好转，舌淡苔白，脉弦细，方药仍遵上方继服5剂。

三诊：1997年11月28日。视力明显提高，近看基本能看清，舌质淡，苔微白，脉和缓不弦。

处方：柴胡10 g，当归10 g，桃仁10 g，丹参20 g，枸杞子15 g，桑白皮12 g，车前子[包煎]24 g，葛根20 g，密蒙花18 g，山茱萸15 g，炒山药30 g，决明子15 g，谷精草15 g，党参18 g，菊花20 g。6剂，水煎，食后服。

四诊：1997年12月5日。时有恶风，头重痛，项强仍存在，但较前有减，视力显著提高，舌淡，苔微黄，脉和缓。

处方：桂枝10 g，炒白芍12 g，当归10 g，桃仁10 g，丹参20 g，枸杞子15 g，车前子[包煎]15 g，葛根20 g，山茱萸15 g，炒山药30 g，谷精草12 g，菊花20 g，桑叶10 g，茺蔚子15 g，密蒙花20 g，牛膝15 g。5剂，水煎，食后服。

五诊：1997年12月11日。病情基本稳定，各症状逐日减轻，精力充沛，脉动较前有力，舌淡红，苔薄白。

处方：党参15 g，桂枝10 g，当归10 g，炒白芍12 g，丹参20 g，车前子^{包煎}15 g，葛根20 g，山茱萸15 g，桑叶10 g，茺蔚子15 g，密蒙花15 g，牛膝15 g，陈皮10 g，生黄芪9 g，谷精草12 g。6剂，水煎，食后服。

视物较清，头痛项强基本痊愈，一切如常人，为巩固疗效，嘱其守方继服6剂，后予明目地黄丸，每次1丸，每日2次，连服1月以善后。

按：患者视力极度低下，头痛项强，为外伤脑部挫裂伤导致。曾多方检查治疗，症状一直不解，经省级眼科医院检查，认为外伤视神经受损，难以恢复功能，建议保守治疗，患者抱有一线希望，求治于中医，盼有奇迹出现，特来我处就诊。我认为，患者虽为外伤导致视神经受损，但还有复原的希望。外伤导致足厥阴肝经瘀滞，阳气滞塞，浊邪得以上居，厥阴风火上逆，故出现头痛项强；由于风火上逆，浊阴不降，故出现视物模糊不清。根据表现，拟以车前桃仁汤加味试服，车前桃仁汤属于我自拟处方，主要由车前子、桃仁、红花、菊花、炙甘草五味药组成。其功效是宣通阳气，清热利水，活血行瘀，通络止痛，疏风明目，和中缓急。方中车前子入肝、肾经，利水清热；桃仁、红花入肝经，破血行瘀，活血通络，祛瘀止痛，疗跌打损伤，桃仁苦、甘，《用药心法》称"桃仁，苦以泄滞血，甘以生新血，故凝血须用"。红花辛温，活血化瘀；菊花入肝经，疏风清热明目，治头痛眩晕目赤，助车前子清热利水，降颅压；炙甘草入脾、肺经，和中缓急。诸药合用，使清阳得升，浊阴得降，气血调和。方中加柴胡、葛根疏肝升阳，解肌，生津止渴；加当归、丹参补血活血祛瘀；加枸杞子、密蒙花、决明子、谷精草疏风清热明目，补肾益精；山茱萸、炒山药补益肝肾，健脾，涩精止汗。诸药合用，共同起到补肝益肾健脾、疏风清热、活血祛瘀、通经活络、祛风明目的作用。前后五诊，服药30余剂，病告愈，随访半年一切正常。

二十九、脑动脉硬化症

李某，男，53岁，山西省临县三交镇李家塔人，1997年12月21日初诊。

2年前劳动时突然晕厥，不时头脑清醒，下肢麻木、无力，口眼歪斜。当时未引起足够的重视，以一般风寒伤风论治，结果症状逐日加重，县级医院以脑病（血栓形成）论治，效果不理想。后在吕梁市人民医院行CT扫描，考虑为"脑动脉硬化症"，对症治疗，中药主要以祛风凉血、活血补气为主，从未以肝、脾、肾三脏考虑，因而使病程辗转长达2年，病情逐日加重，其间曾服祛风类药（如活络丹之类），颜面浮肿，后求治于本院。刻诊：精神不佳，颜面浮肿、㿠白、肢体麻木，下肢痿软无力，肌肉略有萎缩，行走蹒跚小步，不任远行，舌质淡白，脉沉细无力。此为阳气不足，肺胃津伤，肾精亏损，经脉失养。治以益气温阳，滋养肺胃，补肾填精，强经通络。

处方：芪桂二地汤加味（自拟方）。

生黄芪24 g，桂枝10 g，生地黄24 g，熟地黄24 g，炒山药30 g，茯苓15 g，山茱萸15 g，桑寄生24 g，炒杜仲12 g，炙甘草10 g，炒白术10 g，砂仁^{后下}10 g，丝瓜络12 g。6剂，水煎，食后服。

二诊：1997 年 12 月 30 日。服药 6 剂，无不良反应，食欲较好，由于天气变化，下肢麻木较甚。大腿肌肉沉重，夜尿较多，舌淡无苔，脉较前有力，微滑数。以前法方药略有加减。

处方：熟地黄 24 g，黄柏 10 g，炒山药 30 g，玄参 15 g，山茱萸 15 g，桂枝 10 g，淫羊藿 12 g，巴戟天 12 g，炒白术 10 g，桑寄生 24 g，桑螵蛸 15 g，丝瓜络 10 g，丹参 20 g，生黄芪 20 g，煅瓦楞子 12 g。6 剂，水煎，食后服。

三诊：1998 年 1 月 6 日。下肢麻木较前明显减轻，全身浮肿有减，但迈步较困难，余无不适，仍以前法论治。

处方：熟地黄 20 g，黄柏 10 g，炒白芍 30 g，玄参 15 g，山茱萸 15 g，桂枝 10 g，淫羊藿 12 g，白术 10 g，巴戟天 12 g，桑螵蛸 15 g，丹参 12 g，干姜 6 g，生黄芪 24 g，补骨脂 12 g，龟甲胶^{烊化}12 g，丝瓜络 12 g，焦三仙各 20 g。6 剂，水煎，食后服。

四诊：1998 年 1 月 12 日。其夫人来述，近 2 日咽干，下肢麻木浮肿明显减退，迈步有力。

处方：熟地黄 24 g，黄柏 10 g，炒山药 30 g，玄参 15 g，山茱萸 15 g，桂枝 10 g，淫羊藿 12 g，巴戟天 12 g，炒白术 10 g，桑螵蛸 15 g，丹参 12 g，生黄芪 18 g，干姜 6 g，补骨脂 10 g，龟甲胶^{烊化}12 g，丝瓜络 10 g，锁阳 10 g，天花粉 10 g，鱼腥草 30 g。6 剂，水煎，食后服。

五诊：1998 年 1 月 19 日。左上肢颤动，小便略有减少，迈步大有进步，食欲大增。

处方：熟地黄 24 g，黄柏 10 g，炒山药 30 g，玄参 15 g，山茱萸 15 g，桂枝 10 g，淫羊藿 12 g，巴戟天 12 g，白术 10 g，桑螵蛸 15 g，丹参 15 g，生黄芪 20 g，干姜 6 g，补

骨脂 10 g，锁阳 10 g，丝瓜络 12 g，鹿角胶^{烊化}10 g，五味子 10 g。8 剂，水煎，食后服。

六诊：1998 年 2 月 1 日。左上肢仍有颤动，小便明显减少，迈步较有力，而且步伐增大。

处方：熟地黄 24 g，黄柏 10 g，炒山药 30 g，玄参 15 g，山茱萸 15 g，桂枝 10 g，淫羊藿 12 g，巴戟天 12 g，炒白术 10 g，桑螵蛸 15 g，丹参 20 g，生黄芪 20 g，干姜 6 g，补骨脂 10 g，锁阳 10 g，丝瓜络 10 g，鹿角胶^{烊化}10 g，茯苓 10 g。7 剂，水煎，食后服。

七诊：1998 年 2 月 10 日。近日有轻微浮肿，早上较轻，下午略甚，纳可，小便基本恢复正常，左手麻木、时有颤动，舌红，苔薄白不腻，脉沉细弱。

处方：桂枝 10 g，生黄芪 20 g，柴胡 10 g，玄参 15 g，山茱萸 15 g，淫羊藿 12 g，巴戟天 10 g，白术 10 g，丹参 18 g，补骨脂 10 g，丝瓜络 12 g，干姜 6 g，锁阳 10 g，鹿角胶^{烊化}12 g，五味子 10 g，桑枝 20 g，木瓜 12 g，片姜黄 10 g，陈皮 10 g，茯苓 10 g。8 剂，水煎，食后服。

八诊：1998 年 2 月 21 日。迈步大有进步，步伐增大，较前利落整齐，左上肢颤动基本已无，精神好，食欲正常，时有腹胀感。

处方：玄参 15 g，熟地黄 20 g，桂枝 12 g，生黄芪 24 g，山茱萸 15 g，淫羊藿 12 g，白术 10 g，巴戟天 12 g，补骨脂 10 g，五味子 10 g，大腹皮 15 g，陈皮 10 g，桑白皮 15 g，茯苓 10 g，锁阳 10 g，丹参 20 g，炒山药 24 g，木瓜 12 g。8 剂，水煎，食后服。

病情基本稳定，步伐稳健，行走千米不感乏困。为巩固疗效，守第七诊原方，每月服药 10 剂，连用 3 个月以善后。

按：脑动脉硬化症，中医没有相同病名。《素问·痿论篇》提到"有所失亡，所求不得……发为痿躄，悲哀太甚……传为脉痿……思想无穷，所愿不得，意淫于外，入房太甚……发为筋痿……有渐于湿，以水为事……居处相湿……发为肉痿……远行劳倦，逢大热而渴……发为骨痿"，可见不论内伤情志、外感湿热、劳倦色欲，都能损伤内脏精气，导致经脉失养，产生痿证。

患者的发病机理属于阳气不足，肺胃津伤，肾精亏损，经脉失养。病初由于辨证不明，治法不力，未从病因的根本着手，所用之药均以疏散通络为主，致使症状时好时坏，病程长达2年。来我处诊视，我认为益气温阳、滋养肺胃、补肾填精、强筋通络是其治疗大法。处予自拟芪桂二地汤加味。二诊时服药12剂，因药已对症，症状较前开始好转。以后数诊中，遵守前法不变，根据服药后的证候表现，随时调整所需药物，持续服药90余剂，患者逐日痊愈，随访1年无复发。

三十、神经官能症（四肢肌肉疼痛症）

张某，女，58岁，1988年3月4日初诊。

患者38岁时，某次月经来潮时，大出血（功能失调性子宫出血）2天，继则出现身体困乏、肌肉疼痛不安、恶寒、发热、心烦、口渴、不眠等症状。请医生到家诊治，由于就诊时没有仔细询问患者情况，认为是初期外感风热，内有热邪所致，治以清热解表，急疏辛凉苦寒之药下咽，结果服药1小时后，患者全身肌肉及四肢经络开始酸痛，随着时间的推移，症状越来越重，家人再次将前医邀请到家重新诊断。患者全身酸疼难忍，满炕翻转，号啕大哭，烦躁不安，医生束手无策，令其前往上级医院进一步明确诊断，经全面检查，无任何器质性病变，以"神经官能症"论治，住院治疗1周后，症状略有好转。自此，全身肌肉、四肢经络麻困时常发生，发作时间无规律，一天数次或数天一次，天气变化及阴雨天较容易发作。发作时症状严重，全身用棍棒用力敲击，才感到舒适。患者曾寻医数十人，有的以气血不足论治，有的以内寒湿痹论治，有的以肝肾不足论治，有的以痰湿阻滞论治，还有的以阳虚论治，查阅所保留处方，用药繁杂，剂量超群，寒凉温热、辛甘苦淡、活血通络、软坚散结、祛风胜湿、豁痰开窍等等，均有尝试。每位医生接治该患者时，都信心十足，经治疗数次，见症状毫无改变，有时症状反而加重，所以自动放弃。患者多年来屡经诊治，发复多次，病症毫无进展，如此延续20年之久，实乃痛苦。患者多次有自尽的企图，但终未得逞。近3年来，随着病症的发展，自尽心理日益加重，所以家人格外防备，轮流看守，寸步不离。3年来，患者长期居家，不出门半步。

　　笔者首次接触此患者，是在1988年3月4日，初诊时患者状况：颜面浮肿，精神不振，面色㿠白，恶风怕冷，头晕头痛，汗出，食少纳呆，胃脘不舒，心烦悸动不安，时时臆想有人将捕之，整日惶惶不安，四肢困麻不舒，下肢冰冷不温，经触摸按压并无不舒感觉，反而较痛快，舌淡，苔薄白，脉浮细涩。终日藏于炕帘之内，蒙头倦卧被内，从不下炕活动，问其何故，答曰："前医大多说自己是因寒邪侵犯所致，导致身体虚弱，从心理上有一种惧怕心理。所以就不敢出于炕帘，整日别人伺待于旁。"见此状，我内心实感好笑，对患者说："若接受我的治疗，必须听从我的意见。第一，撤掉炕帘，下地活动；第二，将头部的裹布逐渐去掉，适时到室外多见阳光；第三，增强战胜疾病的信心，加强机体的活动锻炼。"

根据以上证候表现较复杂，一时难以找到准绳，有鉴于此，余认为凡病不过阴阳失调，气血紊乱，脏腑功能失调，首先从调阴阳，和营卫，和解少阳，通利三焦着手，试看病态发展如何，拟桂枝汤、小柴胡汤加桃仁、丝瓜络、桑枝等。

处方：桂枝 10 g，炒白芍 10 g，柴胡 10 g，黄芩 10 g，党参 15 g，半夏 10 g，炙甘草 6 g，桃仁 10 g，丝瓜络 10 g，桑枝 20 g，肉豆蔻 10 g，生姜 3 片，大枣 8 枚。6 剂，水煎服。

二诊：服药 6 剂，头晕、头痛有时好转，食欲有增，胃脘部较前舒服，仍存在心中烦躁悸动不安、恶风、怕冷、易汗出等现象，四肢酸困乏仍不减，舌淡苔薄白，脉仍细浮涩。诊视时，嘱其摘掉炕中帘帐，头部所裹头巾逐渐减少，同时尽可能下地活动，以不断适应气候的变化，服药后无不良反应，似乎略有功效，遵上方略有加减再进。

处方：桂枝 12 g，炒白芍 12 g，柴胡 10 g，黄芩 10 g，党参 18 g，半夏 12 g，炙甘草 6 g，肉豆蔻 10 g，丝瓜络 10 g，龙眼肉 20 g，煅龙骨[先煎]、煅牡蛎[先煎]各 24 g，生姜 3 片，大枣 6 枚。7 剂，水煎，食后服。

三诊：头晕头痛已基本好，二诊服药后汗出减少，心烦悸动不安大有好转，食纳香甜，精神转佳，略有恶风怕冷，肢体酸麻困仍时有发生。见于患者症状表现，应从养血活血、通经活络、疏通经脉、强筋益髓方面着手，拟方以温阳补肾、养血益气为主。

处方：桂枝 10 g，炒白芍 10 g，熟地黄 24 g，当归 10 g，川芎 10 g，鹿角胶^{烊化}10 g，党参 20 g，地龙 12 g，鸡血藤 20 g，生黄芪 24 g，丝瓜络 10 g，牛膝 15 g，炒山药 30 g，熟附子 10 g，生姜 3 片，大枣 6 枚。8 剂，水煎，食后服。

四诊：心烦悸动不安基本已无，食欲正常，精神好，面部初泛红晕，汗出正常，在阳光明媚之时可以到室外散步，也未感怕风，肢体酸麻，困乏时有发生，但较前似有减，基本可以承受，舌滑、质红少苔，脉较前有力。

处方：桂枝 10 g，炒白芍 30 g，熟地黄 30 g，当归 10 g，川芎 10 g，鹿角胶^{烊化}10 g，鸡血藤 20 g，党参 20 g，生黄芪 30 g，砂仁^{后下}10 g，丝瓜络 10 g，牛膝 15 g，炒山药 30 g，地龙 12 g，熟附子 10 g，山茱萸 15 g。14 剂，水煎，食后服。

五诊：近日精神大振，肢体酸麻困乏感较前明显减轻，发作时间也减短，程度也可以忍受。其他无任何不适，二便正常，舌红，苔微薄，脉和缓有力。

处方：熟地黄 30 g，炒白芍 30 g，当归 10 g，川芎 10 g，鹿角胶^{烊化}10 g，鸡血藤 20 g，党参 20 g，生黄芪 30 g，砂仁^{后下}10 g，牛膝 15 g，炒山药 30 g，地龙 12 g，丝瓜络 12 g，山茱萸 15 g，巴戟天 12 g，桑枝 20 g。20 剂，水煎，食后服。

六诊：病情基本痊愈，肢麻腿困偶尔发生但不甚。近日已能出村走亲串友，心情愉快，嘱其以五诊方药继服 15 剂，隔日 1 剂，根据病情发展再做定夺。

七诊：一切如常人，在家完全能够料理家务，不需他人伺服，为根治，前来要求处以丸药以固疗效。

处方：生黄芪 90 g，人参 90 g，当归 80 g，炒白芍 120 g，鹿角胶 60 g，陈皮 60 g，鸡血藤 60 g，炒山药 90 g，山茱萸 60 g，砂仁 30 g，牛膝 90 g，地龙 40 g，巴戟天 60 g，盐黄柏 40 g，木瓜 40 g，丝瓜络 40 g，桑寄生 60 g，茯苓 60 g，车前子 30 g，炙甘草 30 g，炒薏苡仁 60 g，焦三仙各 40 g。以上诸药共研细末，泛蜜为丸，每丸 9 g，每次 1 丸，每日 3 次以善后，随访 5 年未复发。

按：患者初时病情比较复杂，单从当时的病情看貌似属于关节炎或类风湿性关节炎，面部的浮肿、怕风恶寒又似是风水病。因病程长，曾 3 次住院治疗未获显效，回家后寻找数十名医生诊治，有以类风湿、风湿论治，有以风寒表虚论治，还有以心肾阳虚论治等等。因而认为病程已久，必须重剂方可取胜，所以查阅众多处方，药物繁杂，剂量超群，往往服后感觉不舒，因此疗效甚微。由于效果不佳，医生、患者均已失去信心，半途而废，反复辗转长达 20 年。

患者 20 年前（当时年仅 38 岁），由于功能失调性子宫出血，当时正值外感，就诊时患者未向医生说明情况，故认为是内有郁热，外有热邪，所以给予苦寒直折之品。患者叙述从未服过如此苦寒之药，所以服药 1 小时后全身及四肢出现酸麻困重不舒感觉，从此病症一直未解。我认为，是因为患者大出血后，血海空虚，身体虚弱，当时稍有外邪侵袭，从证候表现或脉象上会出现浮数之象，医生误以火热之证投以苦寒之药，由于血脉空虚，苦寒之味进入血脉，便出现瘀滞不通，血脉运行不畅，因而表现为酸、麻、困痛。在这错综复杂的证候表现中，我先以调和阴阳、和营卫、和解少阳、宣利三焦入手，使长期失衡的身体重新建立新的平衡，处以桂枝汤、小柴胡汤加味。服药6剂，无任何异常反应，各种症状开始好转，二诊仍以首方加味再进7剂。从三诊开始，病情大有好转。所以治法上必须要有改变，主要以温补肾阳、养血益气从本治之。方以四物汤合右归丸加味，养血益气，温阳补肾，益髓补精，疏通经络。以后几诊中，病情逐步向愈。本法既然有效，效不更方，坚持服药，循序渐进，共服药70余剂，病告愈。

本病案用药较繁杂，中途变化较大，体现了病变药变、药随症变、有是证用是方的治疗原则。

三十一、外伤性头痛

李某，男，42岁，电厂工人，1999年3月初诊。

患者6年前在1次施工中，不慎从高架中坠下，头部受伤，当即神志昏迷，急送医院就诊，经抢救后脱离危险，3日后神志转清，从此头痛一直不解，特别遇天气变化、感受外邪或遇精神刺激后，头痛加剧，不能正常上班，故在家休息。曾经多方检查治疗，服用中西药物，收效甚微，后来我处就诊。刻诊：血压145/95 mmHg。精神欠佳，头痛重浊不清，身重困乏，颜面微肿，目赤干涩，舌质红，苔微黄，舌下静脉迂曲，脉弦涩，左脉甚。此属脾失健运，肝脉瘀滞，浊邪上扰，瘀血闭阻，经脉不通。治以健脾降浊，活血通络，祛瘀止痛。

处方：车前桃红汤（自拟方）。

车前子[包煎]40 g，桃仁10 g，红花10 g，菊花20 g，炙甘草6 g。水煎服。

2剂后头部症状减轻，继服3剂，病告痊愈，随访半年未复发。

按：患者外伤后，引起头痛，经多方治疗，疗效甚微，细查所服药物，繁杂庞大，药力非常，尽管如此，却不能如愿以偿。前医有以益气养血，有以活血化瘀，有以疏经通络，还有以祛湿化痰等等，凡此种种疗法，都未有明显效果。西医认为该病属于创伤性头痛，给予大量的维生素、水解蛋白质药物以及脑活素、健脑灵等，亦未能取得好的疗效。面对如此患者，将如何施治，我进行了认真思考。该患者头痛重浊，身重困乏，颜面微肿，与湿邪有关，湿邪导致脾的失运，肝脉瘀滞，浊邪上扰，瘀血闭阻，经脉不通，形成了头部久痛不止的现象。要使该病症得到根治，首先要解决湿的问题，根据患者的表现，湿邪的去处必须从利的通道考虑。有学者认为，治疗高血压病，每日用车前子 10～18 g，水煎 2 次当茶饮，能起到一定的降压疗效。我认为，患者头痛重浊，以现代医学的理论分析，可能为颅内压增高所致。车前子的功用为通淋利尿，大剂量用药可以降低颅内压的增高，所以自拟车前桃红汤予以治疗，重用车前子 40 g 利尿降颅压，服药 2 剂头部减轻，继进 3 剂，病告愈。寥寥数剂，使长达数年之久的顽疾，霍然而愈，值得深思。

患者头痛是由于外伤后，厥阴肝脉瘀滞，阳气滞塞，浊邪得以上居，厥阴风火上逆作痛，故方中加入车前子入肝、肾经，利尿清热；桃仁、红花入肝经，破血行瘀，活血通络，祛瘀止痛，疗跌打损伤，群臣相配，相得益彰。从药性看，桃仁苦、甘，苦以泄滞血，甘以生新血，故凝血须用，成无己谓"肝者血之源，血聚则肝气燥，肝苦急，急食甘以缓之"。红花辛温，活血化瘀；菊花入肝经，疏风清热明目，治头痛、眩晕目赤，助车前子清热利水降颅压，《本草纲目》谓"菊花，昔人谓其能除风热，平肝补阴，益不知尤多能益金，水二脏也，补水所以制火，益金所以平木，木平则风息，水降则热除，炙甘草入脾肺，和中缓急，诸药合用，使清阳得升，浊阴得降气血调和，厥阴脉络通畅而病瘥"。

三十二、月经稀发（月经后期）

赵某，女，21 岁，2005 年 10 月 30 日初诊。

患者 14 岁月经来潮，多后期而至，量尚可，现已 3 个月未至。3 月前在外地打工，感受外邪后没有及时服药，10 天后感觉身体困倦，乏力，头晕且痛，无汗恶风，肌肤内如有虫子爬行一样，非常难受，食欲一般，睡眠较差，二便正常，曾用中西药治疗数天不效，脑部 CT 扫描未见异常，给予补气血安神之剂，服药数剂，症状反而加重，前来我处诊治。刻诊：身重肢乏，恶寒发热，头晕，心中微烦，脉浮缓。辨证：寒邪束表，卫阳被遏，营血瘀滞，经血闭阻。治法：发汗解表，清热除烦，通络活血。

处方：大青龙汤加味。

麻黄、桂枝、杏仁、生姜、当归、丝瓜络各 10 g，生石膏、鸡血藤各 20 g，炙甘草 6 g，桃仁 9 g，紫石英 15 g，大枣 6 枚。4 剂，水煎服。

二诊：服药 1 剂，周身微微汗出，服药 4 剂，月经来潮，经色淡红，量少，无血块，腹不痛，3 天尽，精神较好。身重头晕明显减轻。月经虽已来潮，但血色淡、量少，舌淡、苔白。属经寒血少，予《傅青主女科》温经摄血汤加味 4 剂以善后。

处方：熟地黄 30 g，炒白芍 30 g，川芎 15 g，白术 15 g，柴胡 6 g，五味子 6 g，肉桂 3 g，续断 12 g，当归 10 g。

按：患者月经后期是由于寒邪客于经脉，血为寒凝而致。该患者病初，正值月经来潮之时，由于外受风寒，寒邪波及下焦，冲任之脉首受其害，此时治法应先解其表，后理气血，但前医初治时认为其为气血虚弱，劳损所致，迭进大量补气养血之品，而不从解表论治，导致虚者更虚，实者更实，致使病症持续数月，且逐日加重。《伤寒论》原文第 39 条云："伤寒，脉浮缓，身不痛，但重，乍有轻时，无少阴证者，大青龙汤发之。"患者身重肢乏、头晕且痛、恶寒发热、心微烦、脉浮缓等症，为寒邪束表，卫阳被遏，营阴郁滞，属邪实也，故以大青龙汤加当归、丝瓜络、桃仁、紫石英、鸡血藤发汗解表，清热除烦，通经活血而收效。

月经后期的病因很多，同时也比较复杂，一般认为是气血不足，血海空虚，肝郁气滞，痰湿阻络，经络不通等。患者月经后期，3 月不至，是因正值月经之时，感受寒邪，血为寒凝而致。初期诊治该患者时主要是根据当时的症状表现而论，而不管月经来否。患者身重肢乏、恶寒发泄、头晕、心中微烦、脉浮缓，完全符合《伤寒论》大青龙汤主治之证。有是证，用是方，所以服药 1 剂，微微汗出，4 剂服完，表解身重已无，月经来潮。后根据患者表现，对症调养而获效。

三十三、脑积水

薛某，男，1 岁半，1998 年 3 月 21 日初诊。

20天前因高热，收入儿科病房进行治疗，经全面检查，初步诊断为急性脑膜炎。经1周的对症治疗，高热已退，但患儿仍萎靡不振，时有昏厥，后经CT扫描提示，脑部大量积水形成，颅内压增高，当即进行脑部插管引流。引流过程中，如引流管放的低一些，脑液流的快，患儿就出现昏睡不振，神情萎靡；如引流管抬的高一些，脑液流的缓慢，患儿就出现烦躁不安，甚则呕吐，对于这一情况，患者家属及主管医生都非常着急。儿科邀请有关医师进行会诊，提出是否可用中药配合治疗，我认为可以一试。患儿表现：发育不良，体征与正常年龄不符。面色不华，神昏多睡，细询其母得知，患儿为早产儿，后天一直食欲欠佳。体温36.5℃，舌淡嫩，左右脉均沉细无力。此为先天不足，后天失养，正气不足，脾肾阳虚，运化无权，水邪上犯，脉络受阻，形成积水。治法：补益后天，充实先天，温阳益肾，健脾渗湿。

处方：仙茅6 g，巴戟天6 g，苍术6 g，茯苓9 g，西洋参9 g，炙甘草4 g，车前子^{包煎}12 g，炒山药15 g，羌活2 g。4剂，水煎服。

二诊：服药2剂后，脑积液明显减少，精神逐渐好转，4剂服完（脑部引流管拔除），一切情况均好，食欲有增。守上方继进4剂，以观疗效。

因前方疗效较好，从三诊起在前方的基础上，随症加减，持续服药30余剂，病告愈出院。

患者出院后，每月门诊复查1次、内服中药6～8剂，坚持半年，一切情况良好。1年后再次随访，患者发育正常，精神较好，智力测试反应非常灵敏，无任何后遗症。

按：现代医学认为，脑积水是因脑脊液分泌过多和

（或）循环、吸收障碍而致颅内脑脊液量增加，脑室系统扩大和（或）蛛网膜下腔扩大的一种病症。

传统医学认为，患者脑部积水的形成，主要是先天肾阳虚损、禀赋不足，再加后无营养不足，所以抗病能力低下，一旦感受外邪，则无力抵抗，因而感冒后，体质功能发生改变，出现高热，导致脑部积水的形成。脑部插管引流，只是一种治标之法，从根本上是无法抑制积水再生的。所以，从根本消除积水的生成，必须从人的整体生理功能着手。根据患者的临床表现，追随产前、产后，以及幼期有关联的因素，通过全面综合分析辨证，认为主要是先天不足，后天失养，正气不足，脾肾阳虚，运化无权，水邪上犯，脉络受阻，积水形成。所以，应补益后天，充实先天，温阳益肾，健脾渗湿，断其水湿积聚形成的根源，试拟温补肾阳、健脾渗湿、补气强体之剂。

方中仙茅、巴戟天温补肾阳，强筋壮骨；苍术健脾燥湿；茯苓健脾渗湿；西洋参养阴益气；车前子利水通淋降颅压；炒山药健脾补肾；羌活入膀胱、经肾，引诸药直达病位；炙甘草补中健脾，调和诸药。由于药症相投，服药4剂，大见成效，后以首方为主，随症加减，连续服药30余剂，病告愈。出院后，每月门诊复查1次、服药6～8剂，坚持半年，病痊愈，1年后随访，情况良好。

在该患者的治疗中，以下药物在主方的基础上随症加减，如陈皮、砂仁、白术、佩兰叶、党参、生黄芪、玉竹、胡黄连、茵陈、鹿角胶等。

三十四、胃肠炎（胃脘不舒下利症）

吕某，女，3岁，1997年9月3日初诊。

10 天前因饮食不当及感受寒邪后，出现发热、呕吐、腹泻，到乡卫生院就诊，当时对症给予支持液体疗法，治疗 5 天，发热已退，呕吐有减，腹泻仍然存在，因液体较难输入，前来我处要求中医治疗。刻诊：精神欠佳，食欲不振，胃脘不舒，烦躁，腹中辘辘有声，下利稀水便，日 3～5 行，脉细滑数，舌淡。辨证：饮食停滞，水气内停。治法：和胃降逆，温散水气。

处方：生姜泻心汤加味。

生姜 9 g，炙甘草 6 g，人参 6 g，干姜 3 g，黄芩 6 g，半夏 6 g，黄连 3 g，大枣 6 枚，茯苓 6 g。3 剂，水煎服。

二诊：1997 年 9 月 7 日。服药 3 剂，食欲有增，精神较好，腹中雷鸣声已无，大便次数减少，虽未成形，但不是稀水，嘱其守方再进 3 剂以巩固疗效。

按：患者胃脘不舒、下利，是由于饮食不当兼感受寒邪后，脾胃功能失常，不能腐熟水谷，以致饮食停滞，出现食欲不振、胃脘不舒；因为脾胃运化失职，兼有水气内停，水走肠间，辘辘有声，故腹中雷鸣下利。《伤寒论》曰："伤寒，汗出解之后，胃中不和，心下痞硬，干噫食臭，胁下有水气，腹中雷鸣下利者，生姜泻心汤主之。"根据患者表现，投以加减生姜泻心汤 3 剂而病基本痊愈，守方再进 3 剂以巩固疗效。

三十五、强直性脊柱炎

张某，男，22 岁，2009 年 11 月 28 日初诊。

双下肢挛急不舒，软弱无力，不能远行，用力过度则下肢酸软疼痛，病初未重视，也未进行药物治疗，后上述症状加重，有时左腿酸困麻较重，有时右腿酸困麻较重，发作随机，气候变化时发作不甚敏感。曾中西医治疗，服药繁杂，疗效不佳，病程长达 2 年，后经省级医院多次检查，被诊断为强直性脊柱炎。治疗 3 个月，略有疗效。后来我处就诊，刻诊：下肢挛急不舒，皮色正常，不红不肿，行走疲软，用力过度则腿部酸麻疼痛，纳可，大便稀溏，小便清长。无苔，舌体胖，舌边有齿痕，脉细滑数。辨证：卫阳不足，脾肾阳虚。

处方：桂枝四物汤加味。

桂枝 10 g，炒白芍 10 g，熟地黄 24 g，当归 10 g，仙茅 12 g，续断 24 g，桃仁 10 g，生黄芪 24 g，陈皮 10 g，丹参 20 g，鹿角胶^{烊化}10 g，羌活 9 g，川芎 10 g，炒白术 10 g，细辛 6 g，生姜 3 片，大枣 6 枚。8 剂，水煎服。

二诊：2009 年 12 月 9 日。双下肢酸软麻困有减，精神较好，口干不欲饮水，食欲正常，舌淡红、少苔，水滑样苔，脉细数，仍以前方加熟附子。

处方：桂枝 10 g，炒白芍 10 g，熟地黄 24 g，续断 24 g，桃仁 9 g，生黄芪 30 g，陈皮 10 g，鹿角胶^{烊化}10 g，丹参 20 g，川芎 10 g，细辛 6 g，木瓜 12 g，当归 10 g，熟附子 10 g。8 剂，水煎服。

三诊：2009 年 12 月 20 日。下肢活动良好，无不适，能够做较轻的体力劳动，食欲有增，舌红少苔，仍水滑样苔，脉数。

处方：桂枝 10 g，炒白芍 18 g，熟地黄 24 g，仙茅 12 g，续断 24 g，桃仁 10 g，生黄芪 30 g，陈皮 10 g，丹参 20 g，炒白术 10 g，川芎 9 g，细辛 6 g，木瓜 12 g，熟附子 10 g，玉竹 12 g。10 剂，水煎服。

四诊：2010 年 1 月 3 日。下肢疼痛时有出现，但不甚，基本上不影响正常的活动行走，舌红，舌中部及舌根部略有薄白微腻苔，脉较前有力。

处方：炒薏苡仁 24 g，桂枝 10 g，炒白芍 18 g，熟地黄 24 g，仙茅 15 g，续断 24 g，桃仁 12 g，生黄芪 24 g，陈皮 10 g，丹参 20 g，炒白术 10 g，川芎 10 g，细辛 6 g，干姜 9 g，当归 10 g，威灵仙 10 g，党参 20 g，玉竹 15 g。10 剂，水煎服。

五诊：2010 年 1 月 16 日。双下肢未出现疼痛，运动量过大也基本不会乏困疼痛，精神较好，仍守上方继服 10 剂，以观疗效。

六诊：病情好转，即使进行重体力劳动也无不适，为巩固疗效，嘱其守方再继 10 剂以善后。

按：中医没有与强直性脊柱炎相对应的独立病名，根据临床表现特点，可属传统医学的痿证。《素问·玄机原病式》云："痿，谓手足痿弱，无力以运行也。"

患者双下肢挛急不舒，软弱无力，不能远行，用力过重则出现酸软疼痛等症。初期曾服药众多，大多为祛风胜湿、燥湿化痰、活血通络、疏经止痛之药，疗效不尽人意，后上级医院明确诊断为强直性脊柱炎，经 3 个月对症治疗，收效不佳，故来我处就诊。辨证属卫阳不足、脾肾阳虚，拟以桂枝四物汤加味。服药 8 剂，各症状开始有减，精神较好，口干不欲饮水，少苔兼水滑样苔，属肾阳不足、水液不化证，故在首方中加熟附子以温通肾阳，蒸化水液。从三诊起，以前方为基础，连续服药 30 余剂，症状大有改观，病情基本稳定，不断向好发展，最终告愈。方中桂枝汤调和营卫，温阳益卫；四物汤补血疏经，活血通络。方中加生黄芪补中益气，固表；陈皮理气健脾，燥湿化痰；

仙茅、鹿角胶、续断温肾壮阳，强筋骨，益精血，治肾阳不足，腰膝酸软；桃仁、丹参活血祛瘀；木瓜和胃化湿，疏经活络；细辛入肾经，祛风散寒止痛；干姜温中回阳。诸药合用，营卫调，气血充，肾阳充，精血足，寒湿祛，络脉通，气血周流，经脉畅通，循环无端，疼痛自止，痿弱康复。

三十六、重症肌无力

（一）杨某，女，50岁，山西省吕梁市三交镇人，2010年12月18日初诊。

双眼睑下垂，左眼睑较甚，时而斜视或复视，下午症状加重，咀嚼、吞咽无力，吃饭速度较前明显减慢，恶寒怕冷，汗出不多，身重困乏，说话较多，感觉气短，大便2日1行、先坚后软，小便尚可。舌淡白，苔微薄白，舌体胖大，舌边有齿痕，脉细小无力。曾多方诊治，服药20余剂，效不显著，前来我处治疗。根据患者表现，四诊合参，辨证属脾肺气虚，卫阳不足，湿热伤阳。治法：补气养阴，温阳益卫，燥湿清热。

处方：补中益气汤加味。

炙黄芪20 g，柴胡9 g，升麻6 g，萆薢12 g，陈皮10 g，炒白术10 g，炒山药30 g，阿胶烊化10 g，防风10 g，丹参20 g，麦冬20 g，桂枝10 g，地龙12 g，连翘12 g，太子参18 g，焦三仙各20 g，生姜3片，大枣6枚。6剂，水煎，食后服。

二诊：服药6剂后，精神转佳，眼睑下垂明显减轻，但眼角有刺痒感，吞咽较前有力，吃饭的速度较前加快，恶寒减轻，吃饭时易汗出，大便略干，舌质略有转变，舌体仍较胖，舌边有齿痕，脉仍细小，但较前有力。遵前法治疗，方药略有加减。

处方：桂枝 12 g，炙黄芪 20 g，生黄芪 20 g，柴胡 9 g，升麻 9 g，葛根 20 g，陈皮 10 g，党参 20 g，炒山药 30 g，生白术 20 g，决明子 15 g，炙甘草 6 g，麦冬 20 g，当归 10 g，白蒺藜 15 g，荆芥穗 10 g，玉竹 15 g，黄芩 10 g，焦三仙各 20 g。6 剂，水煎，食后服。

三诊：症状明显好转，食欲有增，精神较好，眼睑下垂基本已无，大便日 1 行、无干燥，小便正常，舌质逐渐转红，少苔，舌体缩小，齿痕不甚，脉较前明显有起色。以二诊方药继服 8 剂，水煎，食后服。

病情基本稳定，一切如常人，为巩固疗效，嘱其服补中益气丸成药以善后。

按：根据临床表现特点，重症肌无力属于传统医学痿痹、肌痿的范畴。

患者的病机主要是肺脾俱虚，卫阳不足，兼内有湿邪，故以补益肺脾、温阳益卫、清热燥湿为治法。拟以补中益气汤加味，服药 6 剂，已见成效。二诊守初诊治法，对症加减，症状明显好转，食欲有增，较好，眼睑下垂基本痊愈。三诊再以前诊原方继进 8 剂，病情基本稳定，一切如常人，后以补中益气丸善后。

（二）刘某，女，41 岁，山西省太原市清徐人，2009年 7 月 20 日初诊。

眼睑下垂，左侧脸部麻木不仁，视物昏黄不清，时而复视，伴有心悸、失眠、食欲不振、疲乏无力、月经后期且量少色淡。曾多次诊治，中西药并进，疗效不佳，病程长达 3 年。后经省级医院眼科、神经内科检查诊断，属重症肌无力，对症给药，症状略有减轻，但不甚理想，前来我处要求中医治疗。刻诊：精神欠佳，萎靡不振，疲乏无力，食欲不振，睡眠较差，面部麻木不仁，触之不甚敏感、左侧较甚，嘱其闭合眼睑不甚灵敏，右侧眼睑闭合不全。末次月经为 40 天前。舌苔薄白，脉沉细缓无力。辨证：心脾俱虚，肾气不足。治法：健脾养心，佐以补肾。

处方：归脾汤加减。

生黄芪 20 g，人参 10 g，白术 10 g，当归 10 g，炙甘草 10 g，茯苓 10 g，远志 12 g，炒枣仁 20 g，炒山药 30 g，陈皮 10 g，熟地黄 15 g，巴戟天 12 g，淫羊藿 12 g，地龙 9 g。8 剂，水煎，食后服。

二诊：服药 8 剂，精神较好，食欲有增，睡眠改善，月经已至，经量较多，经色正常，眼部、面部症状较前缓解，咽部略有干燥，其无不适，脉虽沉但较前有力，舌质开始转红。在前方中加麦冬 18 g，继服 8 剂。

三诊：眼睑下垂大有改变，面部肌肉倍感舒服，触及皮肤十分敏感，嘱其抬眉闭眼，基本能够闭合。略有腰困，白带少、质稀。舌红，苔微薄，脉较有力。方药仍以前法。

处方：黄芪 20 g，人参 10 g，白术 10 g，当归 10 g，炙甘草 10 g，茯苓 10 g，炒山药 30 g，陈皮 10 g，熟地黄 15 g，巴戟天 12 g，芡实 15 g，菟丝子 15 g，鱼腥草 20 g，山茱萸 15 g。8 剂，水煎，食后服。

四诊：精力充沛，气色较好，面部泛红光，一切情况良好。嘱其守上方继服 5 剂，后以早服 1 丸金匮肾气丸，晚服 1 丸归脾丸，缓缓渐进，培其根本以善后。

按：患者病程较长，精神负担较重，曾多方治疗，由于未抓其关键，辨证不准，所投方药杂乱无章，所以久治无效，致病期延缓。后来我处就诊，笔者认为属心脾俱虚、肾气不足证。治法以健脾养心为主，温补肾阳为辅，服药8剂。初见成效后，守法不变，对症给药，连续三诊服药24剂，使长达3年之疾痊愈。

三十七、肝囊肿

刘某，女，66岁，山西省吕梁市三交镇李家塔村人，2011年12月3日初诊。

干呕，气上逆，腹部满闷不舒、嘈杂灼热，胁下隐痛数年之久，曾多方治疗效果不佳，经市级医院B超检查，提示：右肝后叶可见约5.3 cm×4.9 cm囊性暗区，左肝见约2.6 cm×2.8 cm暗区，胆胰未见异常，初步诊断为肝囊肿。前来我处就诊。刻诊：身体消瘦，精神萎靡，呈慢性病容，干呕，气上逆，嗳气频频，腹胀满不舒，食欲较差，恶风，气候变化时症状加重，脘部常有振水音，大便不规则，3～4日1行或1～2日1行，便先干结，后稀软，小便尚可，舌淡红，苔微薄，舌体略胖，舌边无齿痕，脉沉细弱、左脉略弦。辨证：脾阳不运，饮停中脘。治法：温阳健脾，和胃化饮，益气散结。

处方：桂枝15 g，茯苓15 g，生白术20 g，炙甘草10 g，鸡内金15 g，陈皮10 g，砂仁^{后下}10 g，西洋参10 g，焦三仙各20 g，桑白皮15 g，浙贝母15 g，生姜3片，大枣6枚。5剂，水煎，食后服。

二诊：服药5剂，症状较前略有减轻，腹部振水音已无，精神较好，口苦心微烦，手足不温，纳食不香，治以调和营卫、和解少阳。

处方：桂枝小柴胡汤加减。

柴胡 10 g，丹参 18 g，桂枝 12 g，茯苓 15 g，生白术 20 g，炙甘草 10 g，炒白芍 12 g，陈皮 10 g，熟附子^{先煎}9 g，砂仁^{后下}10 g，黄芩 10 g，桑白皮 15 g，浙贝母 15 g，西洋参 10 g，生姜 3 片，大枣 6 枚。6 剂，水煎，食后服。

三诊：近日因天气变化，感觉胸部不舒，食欲较前明显增加，精神较好。服药期间大便每日 1 行，较正常。舌中部苔略黄。

处方：蝉蜕 10 g，僵蚕 10 g，片姜黄 10 g，大黄 10 g，桂枝 10 g，茯苓 10 g，生白术 20 g，柴胡 10 g，丹参 20 g，炒白芍 15 g，炙甘草 10 g，陈皮 10 g，熟附子^{先煎}12 g，桑白皮 15 g，浙贝母 15 g，砂仁^{后下}10 g，大腹皮 15 g，焦三仙各 20 g。6 剂，水煎，食后服。

四诊：精神较好，食欲正常，大便基本日 1 行，时有干结，小便尚可，眼部干涩微痒。舌质淡，苔微薄黄，脉细数。

处方：蝉蜕 10 g，僵蚕 10 g，大黄 10 g，决明子 15 g，生白术 20 g，丹参 20 g，桂枝 12 g，炒白芍 15 g，炙甘草 10 g，熟附子^{先煎}12 g，浙贝母 15 g，桑白皮 15 g，砂仁^{后下}10 g，当归 10 g，大腹皮 15 g，合欢花 15 g。6 剂，水煎，食后服。

五诊：两胁下隐痛不舒已无，食欲正常，胸部及胃脘部微有不舒，但不甚，大便基本正常。舌淡红、少苔，脉细。仍以前法治之。

处方：西洋参 10 g，桂枝 12 g，炒白芍 10 g，炙甘草 10 g，决明子 15 g，生白术 20 g，浙贝母 15 g，桑白皮 15 g，砂仁^{后下}10 g，大腹皮 15 g，延胡索 10 g，当归 10 g，合欢花 15 g，丹参 20 g，香附 12 g。6 剂，水煎，食后服。

　　六诊：病情稳定，精神较好，饮食、二便均正常，体重逐渐增加。为巩固疗效，以六君子汤加味健脾益肝而善后。

　　处方：人参10 g，炙甘草6 g，茯苓12 g，白术10 g，陈皮10 g，半夏12 g，浙贝母15 g，炒白芍18 g，枸杞子10 g，砂仁^{后下}10 g，炙鳖甲^{先煎}20 g，煅牡蛎^{先煎}24 g，香附12 g。8剂，水煎，食后服。

　　按：肝囊肿属于传统医学癥瘕的范畴。

　　患者病程长达数年，四处求医，均以胃病论治。详细查阅所服药物，繁杂众多，但以行气消食健胃之药居多，总观诸家用药法则，可总结出三大特点：①多以益气健脾为主，兼以消滞降气论治，所用药物如黄芪、白术、陈皮、半夏、茯苓、炙甘草、枳实、海螵蛸、当归、炒山药、焦三仙、代赭石、炒莱菔子等；②多以温阳行气，通络化痰论治，所用药物如桂枝、炒白芍、肉桂、炙甘草、沉香、人参、苍术、白术、旋覆花、紫苏、厚朴、郁金、王不留行、路路通、山茱萸、枸杞子、首乌、枳实、川芎、藿香、陈皮、芡实、代赭石、川贝母等；③用药比较复杂，主要以有益气升阳、活血祛瘀、行气止痛、清热解表、补肾安神等功效之药物治疗，如柴胡、桂枝、葛根、丹参、黄精、蒲公英、金银花、败酱草、紫花地丁、鸡血藤、生黄芪、茯苓、赤芍、香附、白术、炙甘草、泽泻、延胡索、当归、半夏、砂仁、炒枣仁等。以上用药多次重复使用，疗效不佳，反复辗转，致使病程达数年之久。中医在临证中不能完全以现代医学检查手段确诊的疾病作为治疗依据，我们应重证顾症，不能以症弃证，现代医学检查结果固然重要，但只能作为参考，应全面分析，查其根源，抓其主证，合理给药，才能事半功倍，否则将在临证时弯路艰行，离途甚远。

患者来我处就诊，属脾阳不运、水停中脘，治以温阳健脾、和胃化饮、益气散结，对症给药，服药5剂初见成效，精神转佳。后根据证候表现，调整方药，病情逐渐好转。连续几诊，共服药30余剂，告愈，随访4个月，病情稳定，一如常人。

三十八、肝硬化

（一）曹某，男，44岁，山西省吕梁市林家坪镇人，2011年5月11日初诊。

素体恶寒怕冷，易感冒。2个月前，感冒后出现食欲不振，食后胃脘不舒，腹胀，继则下肢浮肿，体乏困重，睡眠欠佳，就诊于临县人民医院，经全面检查，提示腹水、肝硬化，住院治疗20天，症状略有好转，但仍腹胀痞满，不思饮食，身重腿乏，下肢轻度浮肿。前来中医院要求中医治疗。刻诊：面色不华，形体消瘦，精神困倦，食少纳气，失眠多梦，大便干结不爽，小便尚可，舌暗淡，苔薄黄，脉沉细弦滑。辨证：气阴两虚，肝脉瘀滞，运化失司。治法：补气养阴，疏肝通络，健脾益胃。

处方：生黄芪24 g，生地黄30 g，枸杞子15 g，炙鳖甲20 g，生山楂40 g，生牡蛎30 g，党参18 g，川楝子12 g，郁金10 g，丹参20 g，茯苓12 g，连翘12 g，车前子^{包煎}10 g，鸡内金12 g。6剂，水煎，食后服。

二诊：服药后无任何不适，精神略有好转，继前方再服10剂，以观疗效。

三诊：食欲正常，精神佳，口微苦干，舌红，苔微薄，脉细弦。

处方：沙参 20 g，生地黄 24 g，炙鳖甲^{先煎}20 g，茯苓 15 g，生山楂 30 g，炒山药 30 g，丹参 20 g，川楝子 12 g，鸡内金 15 g，连翘 12 g，生黄芪 30 g，车前子^{包煎}10 g，玉竹 15 g，枸杞子 15 g，大枣 7 枚。10 剂，水煎，食后服。

四诊：舌红，苔微黄，脉有起色。B 超提示：肝体积正常，实质回声偏粗，脾肋间厚 4.6 cm、肋下 5.3 cm，回声均匀，腹腔内未见积液，胆囊未见异常。

处方：沙参 20 g，西洋参 10 g，生黄芪 30 g，生地黄 30 g，黄芩 10 g，丹参 20 g，炙鳖甲^{先煎}20 g，川楝子 12 g，车前子^{包煎}10 g，枸杞子 15 g，炙甘草 6 g，连翘 12 g，玉竹 15 g。15 剂，水煎，食后服。

五诊：食欲明显增加，上腹部无痞闷感，时有恶寒，少腹部凉感，睡眠较好，略有口苦，舌红少苔，脉较有力。B 超提示：肝、胆、胰、脾、肝体积正常，被膜光整，回声均匀，门脉不密，脾肋间厚 4.3 cm、肋下 2.6 cm，回声均匀，胆、胰、腹腔未见异常。治法：疏肝理气，益肾养阴，温阳健脾。

处方：柴胡 10 g，黄芩 10 g，西洋参 10 g，半夏 12 g，炙鳖甲^{先煎}20 g，生牡蛎^{先煎}24 g，炙甘草 10 g，玉竹 15 g，枸杞子 15 g，山茱萸 15 g，炒山药 30 g，茵陈 15 g，桂枝 10 g，熟附子^{先煎}10 g。10 剂，水煎，食后服。

病情稳定，体重逐日增加，精力充沛，面色红润，继服上方 6 剂以巩固疗效。

（二）李某，男，60 岁，山西省吕梁市临县碛口镇人，2011 年 6 月 3 日初诊。

胃脘及右腹疼痛数年，自认是饮食不当所致，并不在意，故未详细检查。2011 年 3 月起，胃脘及右腹痛明显加重，胃胀不舒，不能进食，二便不规律，大便时有干结或溏，小便涩痛不痒，就诊于吕梁市人民医院，肝脏 B 超示：肝脏形态正常，体积正常，右叶最大斜径 17.3 cm，肝表面平滑，包膜完整，边角锐，肝内实质回声增粗，管系走行自然，显示清晰，肝内外胆管未见扩张，门脉内径最宽处约 1.2 cm，血流通畅。诊断结果：肝硬化、腹水、胆汁淤积、胆囊继发改变、脾大。对症治疗 2 月余，效果不显，前来我处就诊。刻诊：形瘦体弱，面黄不华，疲乏无力，腹满腹胀，胁痛纳呆，午后腹胀加重，五心烦热，口干口苦，脉虚大弦滑。辨证：肝郁气滞，气血两虚。治法：疏肝通络，益气健脾。

处方：炒莱菔子 15 g，陈皮 10 g，沙参 20 g，麦冬 20 g，生地黄 20 g，炙鳖甲[先煎] 15 g，生山楂 30 g，川楝子 12 g，炙甘草 6 g，枸杞子 15 g，丹参 20 g，生黄芪 24 g，佩兰叶 12 g，黄芩 10 g，炒山药 24 g，桂枝 10 g，炒白芍 10 g，茯苓 15 g。6 剂，水煎，食后服。

二诊：服药 6 剂，效果不显，腹满腹胀、胁痛纳呆、五心烦热、口干口苦仍存在，考虑辨证有误，本次以气阴两虚、气滞血瘀、脾虚湿困辨证。治法：益气养阴，理气活血，燥湿健脾。

处方：参芪丹鸡黄精汤加减（朱进忠法）。

党参 15 g，生黄芪 30 g，丹参 30 g，鸡血藤 30 g，首乌藤 30 g，苍术 15 g，白术 10 g，青皮 10 g，陈皮 10 g，生地黄 12 g，黄精 10 g，柴胡 10 g，三棱 10 g，莪术 10 g，薄荷[后下] 5 g。8 剂，水煎，食后服。

三诊：症状明显好转，腹部胀满大有减轻，食欲改善，五心烦热减轻。效不更方，在前方中加地骨皮 20 g、炙鳖甲 20 g，去薄荷 5 g，继服 8 剂再做定夺。

四诊：精神大振，食欲大增，二便尚可，无其他不适，嘱其服用下方以固疗效。

处方：一贯煎、补中益气汤加减。

生地黄 24 g，沙参 20 g，枸杞子 15 g，麦冬 20 g，陈皮 10 g，生黄芪 24 g，柴胡 10 g，党参 20 g，升麻 6 g，茯苓 15 g，炒山药 30 g，炙鳖甲 15 g，地骨皮 20 g，炙甘草 10 g，当归 10 g。8 剂，水煎，食后服。

按：中医根据临床表现不同，将肝、脾大者称为癥瘕，腹水胀满者称为臌胀或单腹胀。

以上两案同为肝硬化，病机均为本虚标实。初期治法，均用攻补兼施，然案（一）初期从补气养阴、疏肝通瘀、健脾益胃入手，疗效比较显著，前后几诊坚持首法，病情逐渐好转，后期病情基本稳定。患者素体虚弱，不耐风寒，出现时有恶寒，少腹寒凉之感，治法改用疏肝理气、养阴益肾、温阳健脾而收功；案（二）初期从滋肝通瘀、益气健脾入手，服药 6 剂，效果不显，腹满腹胀、胁痛纳呆等症状仍然存在，说明辨证有误，后以益气养阴、理气活血、燥湿健脾之法，病有转机，后续两诊，方药不变，病症稳定，后以养肝阴、疏肝气、调补脾胃、升阳益气善后。两案病机虽然相同，但后期表现有异，故用药侧重点上有所歧异。

三十九、扁桃体炎（咽痛）

樊某，男，46 岁，2000 年 11 月 14 日初诊。

咽喉疼痛，吞咽困难 1 月余。以清热利咽论治，服药后出现腹痛不能食，以温补中阳论治则咽痛加重，病情反复时达 1 月，前来我处就诊。刻诊：微热恶寒，头晕不舒，声沙哑，咽喉疼痛、吞咽时加重，望其咽部微肿充血，舌苔白，脉浮滑。辨证：中寒上热，痰热客肺。治法：温中清上，豁痰宣肺。

处方：柴胡 10 g，党参 10 g，半夏 12 g，炒白术 10 g，当归 10 g，赤芍 10 g，薄荷^{后下} 9 g，鱼腥草 30 g，板蓝根 20 g，香附 10 g，砂仁^{后下} 10 g，浙贝母 15 g，芦根 10 g。4 剂，水煎，食后服。

二诊：服药 4 剂，咽痛大减，精神转佳。在上方中加干姜 6 g、山茱萸 10 g，4 剂，水煎，食后服，以收全功。

按：患者咽痛 1 月之久实属少见，初治以清热利咽，出现腹痛不能食，以温补中阳治之，出现咽痛加重，是因辨证有误、立法不准，故服药后，出现副作用实在情理之中。根据临床表现，主以温中清上、豁痰宣肺为法，使病情大有转机。二诊在前方中加干姜、山茱萸，继进 4 剂，病告愈。方中柴胡疏肝理气清热；党参、白术、砂仁健脾益肺，温胃行气；半夏温中化痰，健脾；当归、赤芍补血凉血，祛瘀；薄荷、芦根宣通肺气，解表润肺；香附行气益胃；鱼腥草、板蓝根清热解毒消肿，利肺气；浙贝母清热化痰，软坚散结；干姜温中暖胃；山茱萸补肝益肾，通咽部。诸药合用，相辅相成，寒凉温热，攻补兼施，气味相投，直达病所。使热不上承，寒不伤中，阴阳平衡，症无偏激，数剂之后，病得以瘥。

四十、进行性肌营养不良（肌萎）

薛某，男，55 岁，2000 年 11 月 11 日初诊。

近1个月出现下肢痿软麻木，不能站立，食欲不佳，常吐清水，恶风，天气寒冷时上述症状加重。经CT扫描检查，考虑小脑萎缩、小脑共济失调。舌质嫩，中间剥苔，脉细无力。辨证：寒湿中阻，经脉失养。治法：温阳化湿益肾，养血通络健脾胃。

处方：桂枝12 g，当归10 g，陈皮10 g，半夏10 g，茯苓12 g，益智仁10 g，干姜6 g，炙甘草10 g，砂仁10 g，炒薏苡仁20 g，炒白芍15 g，鹿角胶^{烊化}10 g，肉苁蓉12 g，党参10 g，煅瓦楞子15 g，焦三仙各15 g。5剂，水煎，食后服。

二诊：2000年11月19日。服药5剂后口吐清水明显减轻，食欲有增，舌、脉象较前略有好转，仍遵前方继进5剂。

三诊：精神较好，各症状有所减轻，近日腰背酸痛，四肢末端恶寒，舌苔白，脉沉细。辨证：寒湿中阻，肾气亏损，经脉失养。治法：温阳化湿，培补肾气，养血疏筋。

处方：桂枝汤、二陈汤、地黄饮子加减。

桂枝12 g，炒白芍12 g，陈皮10 g，半夏12 g，茯苓10 g，炙甘草6 g，生地黄30 g，山茱萸12 g，五味子9 g，石斛10 g，远志10 g，木瓜10 g，熟附子9 g，薄荷^{后下}6 g。6剂，水煎服。

四诊：诸症减轻，嘱其守上方继服8剂以固收功。

按：进行性肌营养不良（肌萎缩）病因主要为气阴不足，湿热壅滞，肾气亏损。患者辨证为寒湿中阻、经脉失养、肾气亏损，故始终以温阳化湿益肾、养血通络健胃为治疗大法，使病情向好发展，连续四诊，服药20余剂，病告愈。

四十一、甲状腺功能减退症

段某，女，39岁，2000年5月25日初诊。

甲状腺功能亢进多年，因服药不当，致使甲状腺功能减退，对症治疗后，病情有些缓解，但不稳定，特别是气候转变以及精神因素发生轻微变化时，症状就会加重，辗转数月苦不堪言，前来我处要求中药治疗。刻诊：少神，动作迟缓，表情淡漠，精神呆板，形寒怯冷，汗出，头晕，短气，面色苍白，失眠多梦，月经不调，小便可，大便不规律，舌淡，舌体胖，脉沉迟。辨证：肾阳虚损，卫气不足，脾虚不运，神不守舍。治法：温肾助阳，益气祛寒，健脾益肝，养心安神。

处方：桂枝10 g，炒白芍10 g，陈皮10 g，党参15 g，生黄芪20 g，生牡蛎^{先煎}30 g，泽兰叶10 g，炒白术15 g，厚朴12 g，川楝子12 g，炒薏苡仁24 g，炒枣仁20 g，桃仁9 g，丝瓜络10 g，当归10 g，焦三仙各15 g。6剂，水煎，食后服。

二诊：服药6剂后，以上症状明显减轻，舌淡体胖，舌边有齿痕，脉沉。

处方：桂枝10 g，炒白芍18 g，陈皮10 g，党参20 g，生黄芪20 g，泽兰叶10 g，生牡蛎30 g，炒白术15 g，厚朴10 g，薏苡仁24 g，炒枣仁20 g，当归10 g，麦冬20 g，五味子10 g，炒山药30 g，生姜3片，大枣6枚。6剂，水煎，食后服。

三诊：本次月经提前，较以往经量少，纳可，心烦怕冷，汗出明显减轻，舌暗，舌体仍胖，舌边有齿痕，脉略有起色。

处方：柴胡3 g，桂枝10 g，炒白芍10 g，五味子10 g，太子参15 g，泽兰叶10 g，党参12 g，炒白术15 g，煅龙骨、煅牡蛎各24 g，当归10 g，丹参18 g，续断20 g，山茱萸15 g，炒枣仁15 g，淫羊藿10 g。6剂，水煎，食后服。

四诊：肠鸣腹痛，泻下，汗出（早上4—5时），怕冷，乏软倦怠，睡眠不佳，纳谷不香，眼球凸起，舌质略紫暗，舌边有齿痕，脉沉细。辨证：卫阳不固，肝旺脾虚，肾阳亏损。

处方：陈皮10 g，防风10 g，炒白术15 g，炒白芍15 g，胡黄连9 g，党参15 g，煅龙骨^{先煎}、煅牡蛎^{先煎}各24 g，炒山药30 g，丹参18 g，桑叶10 g，生黄芪15 g，淫羊藿15 g，桂枝10 g，苍术15 g，炒薏苡仁15 g。5剂，水煎，食后服。

五诊：汗出减少，精神较好，睡眠略有好转，腹不痛，大便日2～3次，小便正常，舌暗，舌边有齿痕，脉略数。

处方：党参15 g，煅龙骨^{先煎}、煅牡蛎^{先煎}各24 g，炒山药30 g，丹参20 g，桑叶10 g，菊花20 g，生黄芪18 g，淫羊藿12 g，炒薏苡仁20 g，桂枝10 g，苍术15 g，合欢花15 g，当归10 g，茯苓15 g，泽兰叶10 g。5剂，水煎，食后服。

六诊：肠鸣，月经推后，心烦，皮肤冰冷，大便日2～3行，寐差。治法：温阳益气，健脾固涩。

处方：生黄芪20 g，党参18 g，炒白术15 g，炒白芍12 g，大腹皮15 g，炒山药30 g，五味子10 g，苍术12 g，桂枝10 g，当归10 g，合欢花15 g，炒枣仁20 g，补骨脂12 g，丹参18 g，煅龙骨^{先煎}、煅牡蛎^{先煎}各24 g。5剂，水煎，食后服。

七诊：月经期间无不适，大便次数较前有减，基本成形，眼睛干涩，舌暗红，脉细。治法：益气健脾，活血通瘀。

处方：桂枝12 g，生黄芪20 g，党参15 g，炒白术10 g，炒白芍10 g，大腹皮15 g，炒山药30 g，苍术15 g，当归10 g，合欢花15 g，炒枣仁15 g，茯苓10 g，补骨脂12 g，桃仁6 g，丹参20 g，丝瓜络10 g，五味子10 g。5剂，水煎，食后服。

八诊：近日恶寒发热，易汗出，大便基本成形，日1～2次，眼睛时有干涩，舌质暗红有转变。脉象较前有起色，治法：调营卫，和解少阳，补气活血温肾。

处方：柴胡10 g，黄芩10 g，太子参15 g，桂枝10 g，炒白芍12 g，生黄芪20 g，炒山药30 g，泽兰叶10 g，当归10 g，淫羊藿10 g，煅龙骨[先煎]、煅牡蛎[先煎]各24 g，五味子10 g，牛膝15 g，白蒺藜15 g。8剂，水煎，食后服。

九诊：精力充沛，食欲、睡眠正常，月经基本正常，大便正常，小便尚可，病情比较稳定。嘱以金匮肾气丸、补中益气丸继服1月以收功，随访半年，无反复。

按：现代医学认为，甲状腺功能减退是由于血液循环中缺乏甲状腺激素，导致体内代谢过低而引起的疾病。在中医学中，甲状腺功能减退无特定的专用病名，根据其临床主见元气亏乏、气血不足、脏腑受损的症状，一般均将其归于"虚劳"范畴。该病的病因大都为禀赋不足或后天失调；体质虚弱或积劳内伤；病久失治或脏腑损伤。病理改变主要是正气虚怯，以阳虚为主要表现，实是脏腑气血生化不足，功能减退。病变脏腑虽是具体的甲状腺，但从中医而论主要涉及肾脏，也波及心、脾两脏。由于阳虚无以化湿运血，所以临床又可见痰湿、瘀血等病理夹杂。

患者曾患甲状腺功能亢进症，长期服用西药导致脏腑功能失调，气血生化不足，运转功能减退，心、脾、肾三脏功能均受影响，从而出现阳虚、肾虚、运化不足的病理表现，如形寒怯冷、汗出、头晕短气、精神不好、动作迟缓、脉沉、舌淡体胖等症状，以温肾助阳、益气祛寒、健脾益肝、养心安神为治法。初服6剂，症状有好转，说明药已对症，连续2次守法守方，四诊出现肠鸣腹痛、泻下等症状，考虑肝脾不和，治以调和肝脾、固表益卫、温补肾阳，病情逐渐向好。六诊起主要以温阳益气、健脾固涩为治法，机体基本恢复正常，精神、饮食、月经、二便表现正常。后以金匮肾气丸与补中益气丸收功，随访半年，无反复。

四十二、抑郁症（郁证）

李某，男，22岁，山西省吕梁市三交镇人，2010年8月27日初诊。

3个月前，无明显诱因出现恶心、呕吐、饮食欠佳，伴有精神障碍，少言寡语，不愿与人接触，睡眠不佳，就诊于山西省中医药研究院，初步诊断为精神抑郁症、反流性食管炎，予奥美拉唑、盐酸金曲林片、碳酸钾片、阿普唑仑片等药（服法不详）治疗20天，症状略有好转，但不甚满意，特前来我院要求中医治疗。刻诊：精神欠佳，神志反应尚可，恶心呕吐，胃脘不舒、灼热，略有口苦，睡眠不佳，舌淡红，苔微薄，左脉略弦，右脉和缓。辨证：肝郁气滞，邪犯少阳，三焦不利。治法：疏肝理气，和解少阳，通利三焦，降逆安神。

处方：小柴胡汤加味。

柴胡 10 g，黄芩 12 g，西洋参 10 g，陈皮 10 g，半夏 12 g，炙甘草 6 g，煅龙骨^{先煎}、煅牡蛎^{先煎}各 24 g，合欢花 15 g，桂枝 10 g，肉豆蔻 10 g，炒山药 24 g，生姜 3 片，大枣 6 枚。4 剂，水煎，食后服。

二诊：2010 年 9 月 8 日。服药 4 剂，诸症减轻，遵上次治法，疏以下方。

处方：陈皮 10 g，半夏 12 g，茯苓 12 g，枳壳 10 g，柴胡 10 g，黄芩 10 g，连翘 12 g，炒山药 30 g，炒枣仁 20 g，蒲公英 15 g，太子参 20 g，煅龙骨^{先煎}、煅牡蛎^{先煎}各 30 g，炙甘草 6 g，焦三仙各 20 g，生姜 3 片，大枣 6 枚。6 剂，水煎，食后服。

三诊：2010 年 9 月 28 日。整体情况较前均有很大进步，仍有恶风怕冷、干呕、吐酸，舌淡红，苔略厚，脉细。

处方：桂枝汤、二陈汤加味。

桂枝 10 g，炒白芍 10 g，陈皮 10 g，茵陈 15 g，半夏 12 g，茯苓 10 g，炒枣仁 20 g，蒲公英 20 g，炙甘草 6 g，砂仁^{后下} 10 g，焦三仙各 20 g，太子参 10 g，煅龙骨^{先煎}、煅牡蛎^{先煎}各 20 g。6 剂，水煎，食后服。

四诊：2010 年 10 月 21 日。精神较好，食欲大增，时有头皮麻木、胀闷不舒，睡眠时间不足时症状加重，四肢乏困，视物昏黄不清，舌红，苔薄白、微腻，脉较前有力、微数。辨证：心火灼盛，郁热内壅。治法：清心泻火，疏利三焦。

处方：升降散、二陈汤加减。

桑叶 10 g，蝉蜕 10 g，片姜黄 10 g，僵蚕 10 g，大黄 10 g，陈皮 10 g，半夏 12 g，莲子心 12 g，茯苓 10 g，砂仁^{后下} 10 g，龙眼肉 20 g，西洋参 10 g，肉豆蔻 10 g，浙贝

母 15 g，连翘 12 g，煅龙骨^{先煎}、煅牡蛎^{先煎}各 24 g，生姜 3 片，大枣 6 枚。7 剂，水煎，食后服。

五诊：2010 年 11 月 3 日。近日感冒后恶心、呕吐再次出现，时有腹痛、纳差、嗳气，如厕后上述症状减轻，寐差，大便稀，日 1 行或 2～3 日 1 行。辨证：脾虚不运，寒热互结，升降失调。治法：温中健脾，清热降浊。

处方：二陈汤加竹茹 10 g、枳实 12 g、黄连 6 g、石菖蒲 15 g、郁金 12 g、生姜 3 片。4 剂，水煎，食后服。

六诊：2010 年 11 月 18 日。各症状有减，睡眠不佳，时有干呕，右上腹时有不舒，但不甚，舌质淡，苔中部微黄，脉沉细数，余无特殊。治法以调和阴阳、健脾、养血安神为主。

处方：生枣仁 24 g，炒枣仁 24 g，桂枝 10 g，炒白芍 10 g，陈皮 10 g，茵陈 15 g，半夏 12 g，砂仁^{后下} 10 g，茯苓 10 g，焦三仙各 20 g，合欢花 15 g，黄芩 10 g，玄参 15 g，肉桂 20 g，阿胶^{烊化} 10 g，煅龙骨、煅牡蛎各 20 g，大枣 6 枚。6 剂，水煎，食后服。

七诊：2010 年 12 月 10 日。干呕、上腹部不舒基本消失，仍存在夜间寐差、白天嗜睡的症状，食欲正常，其他无不适，舌红，薄苔较干燥，脉数。

处方：藿香 12 g，佩兰叶 12 g，炒枣仁 24 g，生枣仁 24 g，山茱萸 12 g，半夏 12 g，陈皮 10 g，桂枝 10 g，石菖蒲 15 g，西洋参 10 g，黄芩 10 g，连翘 12 g，茵陈 15 g，焦三仙各 20 g。7 剂，水煎，食后服。

八诊：2010 年 12 月 22 日。病情基本稳定，症状基本已无，现食欲尚好，身体健壮，情绪稳定，愿意与人来往，与患病前无异。为巩固疗效，予丹栀逍遥散合归脾汤 20

剂，煎服以善后。随访 1 年，病情稳定，未出现反弹。

按：抑郁症属现代医学的病名，该病属于传统医学郁证的范畴，由于情志所伤，肝气郁结，逐渐引起五脏气机不和所致。《丹溪心法·六郁》中指出"气血冲和，万病不生，一有怫郁，诸病生焉，故人身诸病，多生于郁"。《景岳全书·郁证》指出"五气之郁，因病而郁，情志之郁，因郁而病"，两者有所不同。

患者出现恶心呕吐、食欲欠佳，伴有精神障碍等症状，是有根源的，据其父所叙，患者平时说话较少，性格内向，遇事不擅于与家人交流沟通。患者前些时因在外打工，遇到些许不顺心的事情，致使情志郁结，继则外受寒邪，内外相结，诸症皆出。根据患者表现，属肝郁气滞，邪犯少阳，三焦不利，功能失调，治以疏肝理气解郁、和解少阳、通利三焦、镇惊安神。处方：小柴胡汤加味。初服 4 剂，各症状较前有些好转，二诊遵首次立法之义，方药略有调整，继服 6 剂，从第三诊起各症状均有很大的缓解。但在治疗中经常会出现一些兼症。"有是证，用是方"，根据患者的临床表现，随症加减，对症治疗，病情逐渐向好，历时八诊，病情基本稳定，为巩固疗效，疏以丹栀逍遥散合归脾汤 20 剂以善后收功。随访 1 年，病情稳定，未见反复。

四十三、汗出伴有大便红白夹杂症

李某，男，44 岁，山西省吕梁市临县曲峪镇人，2013年 3 月 28 日初诊。

恶风，汗出，身疼痛，食欲不振，腹中隐痛，大便红白相杂，日 2～3 行，病程达 4 年。曾多方求医，疗效甚微，近 2 月症状加重，无法主持家务，前来我处就诊。刻诊：精神较差，颜面无华，身体消瘦，身痛且沉重疲软，浑身不适，乏力不支，动则汗出恶风怕冷，经常厚衣缠身，舌淡少苔，脉沉细无力。此为脾肾阳虚，统摄无权，阴不敛阳，关闭不固。治以温阳健脾，调和阴阳，敛阴益精固涩。

处方：桂枝加芍药生姜各一两人参三两新加汤加减。

桂枝 10 g，炒白芍 12 g，炙甘草 6 g，人参 10 g，炒山药 30 g，山茱萸 15 g，龙眼肉 20 g，半夏 12 g，枳壳 10 g，煅龙骨^{先煎}、煅牡蛎^{先煎}各 30 g，生姜 4 片，大枣 6 枚。3 剂，水煎，食后服。

二诊：2013 年 3 月 6 日。服药 3 剂，略有成效，但不甚明显，时有发热，略有口渴。

处方：桂枝 10 g，炒白芍 15 g，炙甘草 6 g，党参 20 g，炒山药 30 g，山茱萸 20 g，龙眼肉 20 g，生黄芪 30 g，地骨皮 20 g，半夏 12 g，枳壳 12 g，麦冬 15 g，天花粉 10 g，煅龙骨^{先煎}、煅牡蛎^{先煎}各 30 g。3 剂，水煎，食后服。

三诊：2013 年 3 月 9 日。舌质淡，脉细数。

处方：桂枝 6 g，炒白芍 18 g，炙甘草 6 g，党参 24 g，炒山药 30 g，山茱萸 20 g，龙眼肉 20 g，生黄芪 30 g，地骨皮 20 g，半夏 12 g，枳壳 10 g，麦冬 20 g，天花粉 10 g，陈皮 10 g，煅龙骨^{先煎}、煅牡蛎^{先煎}各 20 g。3 剂，水煎服。

四诊：2013 年 3 月 12 日。症状明显好转，精神较好，大便日 1 行，时有脓血。在前方中加蒲公英 15 g、胡黄连 9 g，以清胃肠郁热，4 剂，水煎服。

五诊：2013 年 3 月 15 日。诸症缓解，食欲正常，精神较好，仍有口干，舌淡、少苔，脉沉细数。

处方：在前方中加马齿苋 15 g、干姜 9 g，继服 5 剂。

六诊：2013 年 3 月 25 日。近日汗出恶风，大便时有脓血，食欲正常，舌淡，苔薄白，舌体胖，舌边有齿痕，脉沉细数。

处方：桂枝 6 g，炒白芍 18 g，炙甘草 10 g，党参 30 g，炒山药 30 g，山茱萸 20 g，龙眼肉 20 g，生黄芪 30 g，地骨皮 20 g，半夏 12 g，天花粉 10 g，陈皮 10 g，煅龙骨^{先煎}、煅牡蛎^{先煎}各 30 g，浮小麦 30 g，生姜 3 片，大枣 6 枚。6 剂，水煎，食后服。

七诊：2013 年 4 月 1 日。汗出较前又有加重，食欲正常，大便脓血再次出现。患者自述：患本病已数年，服药众多，自己在服药过程中对服药后所出现的各种不良反应进行了仔细的分析，在处方不变的情况，对每一次所加药物出现的逆症，似有些体会。所以患者对部分药物有一种惧怕心理，如人参、熟地黄、巴戟天、熟附子等，至少在本次诊治中，不能服用，否则不良症状马上出现。本次在前方中加巴戟天 12 g，结果汗出，便下脓血又有加重，故去之。

处方：以桂枝汤加生石膏 18 g、黄芩 10 g、合欢花 15 g、桑白皮 15 g、干姜 6 g、煅龙骨、煅牡蛎各 24 g，5 剂，水煎，食后服。

八诊：2013 年 4 月 16 日。汗出仍有，但不甚，恶风，大便日 1～2 行，脓血减少，舌淡，苔白，脉沉细弱。

处方：桂枝 3 g，炒白芍 18 g，炒山药 30 g，党参 40 g，肉桂 60 g，金樱子 24 g，半夏 12 g，炙甘草 6 g，桑叶 10 g，山茱萸 20 g，麻黄根 9 g，煅龙骨、煅牡蛎各 24 g，生姜 3 片，大枣 6 枚。6 剂，水煎，食后服。

九诊：2013 年 4 月 27 日。近日精神转好，汗出症状明显减轻，不恶寒，大便较正常，日 1～2 行，舌淡，苔微薄，脉仍细。在上方中加防风 6 g、生黄芪 18 g、炒白术 10 g、海螵蛸 20 g，5 剂，水煎，食后服。

十诊：2013 年 5 月 13 日。症状较前明显好转，时有吐酸。

处方：桂枝 3 g，炒白芍 18 g，炒山药 30 g，党参 40 g，肉桂 60 g，金樱子 24 g，半夏 12 g，炙甘草 6 g，桑叶 1 g，山茱萸 20 g，麻黄根 9 g，煅龙骨、煅牡蛎各 24 g，海螵蛸 20 g，乌梅 20 g，生姜 3 片，大枣 6 枚。6 剂，水煎，食后服。

十一诊：2013 年 5 月 29 日。汗出已无，体格逐渐增强，食欲正常，大便基本正常，日 1 行，舌淡、苔薄，舌体略胖，舌边有齿痕，脉仍细数。

处方：生黄芪 18 g，党参 40 g，生地黄 24 g，桂枝 4 g，炒白芍 18 g，炒山药 30 g，肉桂 60 g，金樱子 24 g，半夏 12 g，山茱萸 20 g，乌梅 20 g，焦三仙各 20 g，海螵蛸 20 g，麻黄根 9 g，浮小麦 50 g，生姜 3 片，大枣 6 枚。5 剂，水煎，食后服。

十二诊：2013 年 6 月 29 日。整体情况较好，一般汗出很少，不怕受凉，食欲正常，二便尚可，舌质红，苔微薄，舌体变瘦，齿痕减轻，脉和缓。血压 140/90 mmHg。

处方：生黄芪 30 g，党参 40 g，生地黄 20 g，桂枝 4 g，炒白芍 18 g，炒山药 30 g，肉桂 60 g，金樱子 24 g，半夏 12 g，山茱萸 20 g，乌梅 20 g，海螵蛸 20 g，麻黄根 9 g，浮小麦 40 g，西洋参 10 g，灵芝粉 10 g，桑椹 15 g，续断 24 g。以上 4 倍量，共研细末，每次 6 g，3 次/日，以固疗效。

按:《素问·阴阳别论第七》中"阳加于阴谓之汗",是理解生理之汗、邪汗、正汗、发汗法、止汗法的理论渊源。

本案之汗出属邪汗(正虚),其机理为卫阳虚,开阖失司,腠理不固,津液外泄;阴不制阳,而阳气升浮,迫津外泄。

患者恶风、汗出、身疼痛,伴有大便红白相杂症,长达4年,曾服药众多,效不甚好。患者初诊时的症状甚似复杂,但仔细揣摩,也不尽如此。《伤寒论》第62条原文云:"发汗后,身疼痛,脉沉迟者,桂枝加芍药生姜各一两人参三两新加汤主之。"患者恶寒、汗出属阳虚;身疼痛并非表证所致,而是因汗出后营虚血少,筋脉失养所致。该病属营卫不和,故治当首先调和营卫、益气养营,所以首用桂枝新加汤,以桂枝汤调和营卫;重用白芍益阴和营;重用生姜宣通阳气,以行血脉;更加人参益气养营,以补汗后之虚。诸药合用,调和营卫,益气血,除身痛,扶正祛邪。服药3剂,略有小效,二诊仍遵首法略有加减,继进。四诊起症状明显好转,大便时有脓血,在前方中加蒲公英15 g、胡黄连9 g,以清胃肠郁热。五诊中略加干姜,以除便中脓液。以后根据患者表现,随症加减用药,使病情逐渐向好,连续十余诊,使4年之顽症在2个月之内被治愈。至于患者在服用温补壮阳药后,出现的一系列不良反应,很值得医生深思,在此不予细说。

四十四、肺气肿合并手足皮肤干燥症

段某,女,59岁,山西省吕梁市刘家会镇人,2012年

9 月 9 日初诊。

咳嗽 30 余年，经多次检查被确诊为支气管炎、肺气肿、脑供血不足。1 年前，无明显诱因，双手足出现皮肤干裂、红斑、瘙痒，继则手足局部脓疱四起、溃烂、皮损脱落、皮质增厚，市级医院皮肤科诊断为皮肤干燥症、银屑病。予以中西药内服外治 3 个月，效不佳，特来我处就诊。刻诊：手足指（趾）皮肤干裂、增厚，动则疼痛，遇寒热刺激加重，有所受限，活动不灵。舌暗淡无华、略有瘀点，少苔，舌下静脉迂曲，脉沉细数。辨为营卫不和，阴虚血燥，瘀血阻滞，三焦不利，升降失调。治以调和营卫，养阴益血，活血化瘀，升清降浊，通利三焦。

处方：桂枝汤、桃仁四物汤、升降散加味。

桂枝 12 g，炒白芍 15 g，川芎 10 g，熟地黄 30 g，蝉蜕 10 g，僵蚕 10 g，片姜黄 10 g，大黄 6 g，鸡血藤 15 g，焦槟榔 10 g，土茯苓 30 g，薏苡仁 24 g，黄柏 10 g，桃仁 12 g，红花 9 g，决明子 15 g。8 剂，水煎，食后服。

二诊：2012 年 9 月 18 日。双手掌部皮肤干裂明显好转，其他无特殊。舌暗淡及舌下静脉迂曲明显好转，脉细数。效不更方，前方去黄柏、决明子，加郁李仁 10 g、白鲜皮 30 g、浙贝母 15 g、陈皮 10 g、炙枇杷叶 24 g，10 剂，水煎，食后服。

三诊：2012 年 10 月 2 日。手足干燥症明显好转，现咳嗽气喘，下肢浮肿，食欲欠佳，大便干结。舌红少苔，脉细数。

处方：杏仁 10 g，炙枇杷叶 24 g，僵蚕 10 g，蝉蜕 10 g，片姜黄 10 g，陈皮 10 g，瓜蒌 24 g，浙贝母 20 g，决明子 15 g，连翘 12 g，金银花 20 g，桂枝 10 g，炒白芍 18 g，

鱼腥草 30 g, 桃仁 12 g, 鸡血藤 20 g, 炒莱菔子 12 g, 白鲜皮 36 g。8 剂, 水煎, 食后服。

四诊: 2012 年 10 月 17 日。手足皮肤干燥裂纹逐渐向好, 咳嗽气喘大有减轻, 下肢仍浮肿, 大便干结, 小便短赤, 晚上睡觉时口干舌燥, 起来活动后有减。舌淡红, 少苔, 脉微滑。因病情有变, 需调整治疗方案, 补肺养阴与兼治皮肤并进。辨证: 燥伤肺胃, 津液亏损。治法: 清养肺阴, 生津润燥。

方选: 沙参麦冬汤加味。

沙参 20 g, 麦冬 20 g, 玉竹 15 g, 炙甘草 6 g, 陈皮 10 g, 杏仁 10 g, 决明子 15 g, 浙贝母 15 g, 炙枇杷叶 24 g, 生黄芪 12 g, 白鲜皮 30 g。10 剂, 水煎, 食后服。

五诊: 2012 年 10 月 30 日。手足皮肤干燥基本痊愈, 咳嗽气喘、口干舌燥也相应缓解, 食欲正常, 舌红少苔, 脉细数。在前方中加鼠曲草 12 g, 碧桃干 10 g, 10 剂, 水煎, 食后服。

六诊: 2012 年 11 月 30 日。近日咳嗽痰多, 纳可, 大便干结, 3 ~ 4 日 1 行, 小便尚可, 舌暗红, 苔微薄, 脉弦细滑。病情已无新的变化, 不能固守前法继进, 急需重新审证。阴虚液亏仍属主流, 气滞血瘀、痰湿阻滞不可忽视。

处方: 沙参麦冬汤、升降散、三子养亲汤加减。

沙参 20 g, 麦冬 20 g, 蝉蜕 10 g, 僵蚕 10 g, 片姜黄 10 g, 大黄 9 g, 苏子 10 g, 白芥子 10 g, 炒莱菔子 10 g, 浙贝母 15 g, 桃仁 12 g, 生黄芪 12 g, 鼠曲草 10 g。8 剂, 水煎, 食后服。

七诊: 2012 年 12 月 18 日。病情基本稳定, 精神较好,食欲尚好，二便基本正常，为巩固疗效，嘱其以橘红丸、麦味地黄丸，每次各 1 丸，每日 2 次，连服 1 月以善后。

按：患者支气管炎、肺气肿 30 余年，近 1 年出现手足皮肤干燥症。从病因病机分析，二者好像毫无瓜葛，但从肺的生理功能而言有些许关联，因肺的生理功能包括主皮毛、主润泽。初诊时，辨证为阴阳不和，阴虚血燥，瘀血阻滞，三焦不利，升降失调。治以调和阴阳，养阴益血，活血化瘀，升清降浊，通利三焦。方选桂枝汤、桃红四物汤、升降散加味，服药后疗效满意。在以调和阴阳、养血润燥、升清降浊、宣通内外之法治疗皮肤干燥症的同时，随着肺功能的改善，咳嗽气喘症状也逐渐减轻。二诊、三诊仍以首法继进。四诊起，病情有所变化，需重新调整治疗方案，治以清肺养阴、生津润燥，方选沙参麦冬汤加味。五诊遵四诊法继进，六诊时又现新的证候，所以重新审证，认为阴虚液亏仍属主流，但气滞血瘀、痰湿阻滞仍不可忽视，故以沙参麦冬汤、升降散、三子养亲汤加减，服药 8 剂，病情基本稳定，一切正常。为巩固疗效，嘱其以橘红丸、麦味地黄丸，每次各 1 丸，每日 2 次，连服 1 月以善后。

四十五、口腔炎（口疮）

刘某，男，57 岁，公安人员，2012 年 11 月 27 日初诊。口腔炎 20 余年，时好时坏，冬春季节及遇风时症状加重，严重影响食欲，曾多方治疗，中西药物尽施，疗效甚微。后专门找皮肤科专家论治，也无定论，症状仍存，特前来我处就诊。刻诊：精神尚好，口腔内白点密布，口唇肿满胀痛，皮肤晦暗干燥，唇周皮皱干裂，张口时疼痛难忍，每天以汤水流食维持生机，舌红，苔嫩白，脉浮细数。辨为风邪上扰，湿热中阻，痰郁壅滞，中运不畅。治以祛风清热，软坚化痰，温运中焦。

处方：荆防软坚胜湿汤（自拟方）。

荆芥穗 10 g，防风 10 g，知母 10 g，生石膏 18 g，蝉蜕 10 g，陈皮 10 g，连翘 12 g，炒白芍 15 g，浙贝母 15 g，干姜 10 g，薏苡仁 24 g，砂仁^{后下} 10 g，茯苓 12 g，土茯苓 30 g，黄芩 10 g，焦三仙各 20 g。4 剂，水煎，食后服。

二诊：2012 年 12 月 3 日。症状较前明显减轻，腹不痛，大便略稀，舌淡，苔微薄，脉细数。在前方中去凉润之知母，加当归 10 g、桃仁 10 g，5 剂，水煎，食后服。

三诊：2012 年 12 月 15 日。食欲不振，舌淡，苔微厚，中有薄白，脉细数。

处方：荆芥 10 g，防风 10 g，生石膏 20 g，蝉蜕 10 g，陈皮 10 g，连翘 10 g，炒白芍 15 g，桂枝 9 g，干姜 9 g，薏苡仁 30 g，砂仁^{后下} 10 g，土茯苓 30 g，苍术 12 g，香附 12 g，鱼腥草 30 g。4 剂，水煎，食后服。

四诊：2012 年 12 月 24 日。口唇干裂红肿较前明显好转，余无不适。舌淡少苔，脉细数。效不更方，4 剂，水煎，食后服。

五诊：2013 年 1 月 4 日。食欲不振，时有痞闷，但口腔溃疡逐渐向好，舌质转红，苔微厚，脉象虽有起色，但仍细数。因食欲不振，时有痞闷，在前方中去寒凉之石膏，加砂仁，秦艽易桂枝，继服 6 剂，以固疗效。后随访 3 个月，症状稳定，无复发。

按：口腔炎一般不属疑难病症，但患者病程长达 20 年，实属罕见。在这漫长的病程中，所服药物无数，据患者所述，寒凉温热，攻邪补益，各法均用，未见显效。见于此，患者心灰意冷，任其发展。

2012 年 11 月，口腔溃疡再次发展，中西药物用之乏效，无奈之下，求治我处。经审证求因，仔细分析，认为其是风邪上扰，湿热中阻，痰郁壅滞，中运不畅。所以治疗必须打破一般常法，从病因病机着手，以祛风清热、软坚散结、温运中焦、通络润肤为法，试拟荆防软坚胜湿汤（自拟方）4 剂。服药后，症状较前明显减轻。首次服药，药症相符，疗效甚好。以后几诊中，守法不变，随症加减，病情逐渐向好。寥寥五诊，服药 20 余剂，使长达 20 余年的病证痊愈。随访 3 个月未见复发。

四十六、顽固性痢疾

武某，男，34 岁，山西省吕梁市三交镇西坡人，2011 年 7 月 5 日初诊。

2005 年 7 月下旬正当阴雨连绵季节，患者在外地打工，出现腹痛、泻下，里急后重，伴大便脓血相杂，就诊于汾阳医院，经检查被确诊急性痢疾，住院治疗 1 周，症状缓解出院。3 个月后无明显诱因，上述症状再次出现，但较轻，内服中西药物后症状消失。从此腹痛泻下时常发生，特别每到 6 至 7 月，雨季连绵时节，腹痛泻下里急后重，每次只能以输液对症支持疗法求得一时缓解，这样持续 6 年。今年 6 月 30 日腹痛便稀，2 日后便中出现脓血，里急后重，服药 3 日不效，前来我处就诊。刻诊：腹痛，里急后重，便中脓血，脓多于血，食欲欠佳，舌质淡，苔微薄，脉沉细滑。辨为肝旺脾虚，湿邪阻滞，寒热互结，气滞血瘀，脾虚不运，传导失司。治以疏肝健脾，温中祛寒，利湿清热，健脾止泻。

处方：痛泻要方、理中汤加味。

陈皮 10 g，防风 10 g，炒白术 10 g，炒白芍 10 g，人参 10 g，炒山药 24 g，干姜 10 g，益智仁 10 g，马齿苋 15 g，墨旱莲 15 g，胡黄连 9 g，炒车前子^{包煎}12 g，阿胶^{烊化}10 g，乌梅 20 g，焦三仙各 15 g，炙甘草 6 g。5 剂，水煎，食后服。

二诊：2011 年 7 月 12 日。服药 5 剂，腹痛、里急后重明显减轻，大便基本成形，日 1～2 行。药已对症，病有转机，守方不变，继服 6 剂。

三诊：腹痛、里急后重感全无，食欲正常，一切如常人，为巩固疗效，本次以理中汤加炒山药、益智仁以善后。

处方：人参 10 g，干姜 10 g，炒白术 10 g，炙甘草 6 g，炒山药 30 g，益智仁 12 g。5 剂，水煎，食后服。

后随访 2 年，未复发。

按：本案之痢疾，属于季节性痢疾，病程长达 6 年，查阅前医所用中西药物，均为对症给药，大多以清理肠道湿热、固涩止泻论治，如芍药甘草汤、白头翁汤、葛根黄芩黄连汤等，但只能暂缓一时，终不能根治。我从患者言谈中，发现其性情急躁，肝火较旺，观其舌脉，属中寒不足，兼有郁热，认为肝旺脾虚、中寒不运是其本，湿邪阻滞、下利脓血是其标，故拟痛泻要方、理中汤加味试服，服药 5 剂，症状明显改变，首方不变，继服 6 剂，三诊时症状基本已除，后以理中汤加味 6 剂以善后。

痛泻要方：白术燥湿健脾，白芍养血泻肝，陈皮理气醒脾，防风散肝行脾。四药相配，可补脾土而泻肝木，调气机以止痛泻。理中汤：干姜温运中焦，以散寒邪为君；人参健脾，协助干姜振奋脾阳为臣；佐以白术健脾燥湿，以促进脾阳健运；使以炙甘草调理诸药，而兼补脾和中。方中加益智仁、炒山药健脾燥湿；马齿苋、胡黄连清热醒胃；墨旱莲、阿胶养血滋阴止血；炒车前子利湿实大便；乌梅益阴固涩；焦三仙健脾消食祛瘀。诸药共同协主方增强疗效。仅三诊，6年之顽疾，服药17剂而痊愈。随访2年，未复发。

四十七、前后二阴下血性交精血

李某，男，48岁，山西省吕梁市临县城庄人，2011年8月24日初诊。

便血、尿血、性交有精血3年，曾多方检查，未发现器质性病变，使用抗炎抗菌药、止血药、中药数百剂，疗效不佳。近1年来病情加重。现在除每次性交有精血外，大便用力过重时前阴有血，特前来我院要求中医治疗。刻诊：精神疲软，恶寒怕冷，时感腰部不舒乏困，腰粗，腹部膨隆，纳可，大便质稀，时有潜血，日2～3行，小便频数，色淡红。舌淡，水滑样苔，少苔，舌边有齿痕，脉细数。辨为气虚脾弱，肾阳不足，精亏血热，血不化精，固摄无权。治以益气健脾，温阳益肾，清热滋阴，凉血止血，填精固涩。

处方：生黄芪30 g，桂枝10 g，生地黄24 g，炒白芍10 g，益智仁10 g，炒山药30 g，小蓟30 g，桃仁10 g，续断24 g，炙甘草6 g，益母草20 g，党参20 g，路路通10 g，菟丝子15 g，鱼腥草30 g。8剂，水煎，食后服。

二诊：2011年9月6日。近日大小便后未发现下血现象，偶尔同房时有轻微精血存在，但较前明显好转。精神较好，食欲正常。舌淡，苔微厚，脉象较前有力。

处方：益智仁 15 g，生黄芪 30 g，芡实 15 g，仙鹤草 15 g，生蒲黄 12 g，干姜 6 g，续断 24 g，藕节 20 g，西洋参 10 g，炒山药 30 g，鱼腥草 30 g，五味子 10 g，乌药 10 g，枳壳 10 g，党参 20 g，陈皮 10 g，生地黄 24 g，丹参 15 g。6 剂，水煎，食后服。

三诊：2011 年 9 月 18 日。腹部及腰部较前明显变瘦，前后二阴部下坠感明显好转，上坡时气短、呼吸急促，舌淡，苔微薄，舌边尖齿痕明显好转，脉细数有力。虽然症有好转，但体力功能未完全恢复。

处方：生黄芪 36 g，党参 20 g，丹参 20 g，西洋参 10 g，益智仁 10 g，芡实 15 g，生地黄 30 g，生蒲黄 12 g，五味子 10 g，枳壳 10 g，乌药 10 g，炒山药 30 g，续断 20 g，仙鹤草 15 g，陈皮 10 g，藕节炭 20 g。6 剂，水煎，食后服。

四诊：2011 年 10 月 3 日。精神较好，上坡气喘气短明显好转，腹部胀大明显好转，体重略有增加（以前腹大腰粗虚肿），舌红，少苔，舌体较前缩小，齿痕已除，脉和缓、较前有力，仍遵前方加味。

处方：生黄芪 36 g，党参 20 g，丹参 20 g，西洋参 10 g，益智仁 12 g，芡实 20 g，生地黄 30 g，生蒲黄 12 g，五味子 10 g，枳壳 12 g，乌药 10 g，炒山药 30 g，续断 20 g，仙鹤草 15 g，陈皮 10 g，藕节炭 15 g，桃仁 10 g，山茱萸 15 g。7 剂，水煎服。

五诊：2011 年 10 月 15 日。时有腰困，现二便无下血。舌质红润，舌体不胖，舌边尖无齿痕，脉有力。

处方：生黄芪 36 g，党参 24 g，丹参 20 g，陈皮 10 g，芡实 15 g，益智仁 12 g，生地黄 30 g，生蒲黄 12 g，五味

子10g，枳壳10g，乌药10g，炒山药30g，续断24g，仙鹤草15g，桃仁10g，山茱萸15g，桑椹15g，益母草15g，黄柏10g。6剂，水煎，食后服。

六诊：2011年11月3日。近段时间右下腹疼痛不舒，时有入睡困难，食欲正常，干呕，胃脘不舒，大小便偶尔有下血现象，少腹下坠感基本不出现，大便基本成形，舌淡，水滑样苔，薄白苔，脉细数。此为脾肾阳虚，运化失司，血络被损，摄血无权。治法：温阳健脾，益气凉血摄血。

处方：生黄芪36g，党参20g，丹参20g，陈皮10g，芡实15g，益智仁15g，生地黄30g，生蒲黄12g，乌药10g，炒山药30g，续断24g，仙鹤草15g，桃仁10g，山茱萸15g，桑椹15g，墨旱莲15g，熟附子^{先煎}10g，黄柏10g，半夏12g。7剂，水煎服。

七诊：2011年11月28日。精神较好，便血与精血较前明显减轻，右下腹不舒，舌淡少苔，脉细数。

处方：生黄芪40g，党参20g，丹参20g，陈皮10g，仙鹤草15g，芡实15g，益智仁12g，生地黄30g，乌药10g，生蒲黄12g，炒山药30g，续断24g，桃仁10g，山茱萸15g，桑椹15g，黄柏10g，墨旱莲15g，熟附子^{先煎}10g，石韦20g。6剂，水煎，食后服。

八诊：2011年12月10日。自我感觉较好，大便下血偶发，其他无特殊。两日来外受风寒，身体困乏，苔微厚，脉细数。先予疏风解表，再予补肾健脾。

处方一：荆芥10g，防风10g，芦根15g，杏仁10g，天花粉10g，浙贝母15g，鱼腥草30g，牛蒡子10g，蝉蜕10g，焦三仙各20g。2剂，水煎，食后服。

处方二：生黄芪 36 g，党参 20 g，仙鹤草 15 g，盐黄柏 10 g，生地黄 30 g，续断 24 g，乌药 10 g，熟附子^{先煎}12 g，墨旱莲 15 g，桃仁 9 g，巴戟天 10 g，益母草 20 g，阳起石 12 g，石韦 20 g。7 剂，水煎，食后服。

九诊：2011 年 12 月 24 日。近日精神较好，食欲正常，二便下血基本已无，性生活正常，偶有精血出现的情况，但较前明显减轻，精色呈淡黄色，久坐后右下腹不舒，躺下休息片刻后症状消失。舌淡白，少苔，舌体不胖，舌边、尖无齿痕，脉细数。

处方：生黄芪 36 g，生地黄 30 g，人参 10 g，仙鹤草 15 g，盐黄柏 10 g，石韦 20 g，续断 20 g，熟附子^{先煎}12 g，五味子 10 g，墨旱莲 15 g，桃仁 10 g，胡芦巴 10 g，巴戟天 12 g，益母草 20 g，桑叶 10 g，汉三七^{研冲}6 g，阳起石 12 g。7 剂，水煎，食后服。

十诊：2012 年 1 月 14 日。舌质淡，水滑样无苔，脉细数，其他无特殊。遵前方加大熟附子剂量至 18 g，汉三七至 10 g，继服 6 剂。

十一诊：2012 年 1 月 26 日。前后二阴未下血，精神较好，大便略有稀溏，舌红少苔，脉细数。守上方加炒山药 30 g，继服 7 剂。

十二诊：2012 年 2 月 4 日。病情基本稳定，精神较好。为巩固疗效，疏以下方。

处方：生黄芪 60 g，人参 30 g，生地黄 60 g，炒山药 60 g，炒白术 30 g，仙鹤草 30 g，盐黄柏 24 g，续断 24 g，墨旱莲 30 g，五味子 20 g，阳起石 20 g，胡芦巴 24 g，汉三七 10 g，益母草 40 g，熟附子 24 g，灵芝粉 15 g，山茱萸 60 g，桑椹 40 g，炙甘草 20 g。1 剂，研细末。每天以

15 g量，分次吞服。

　　按：大便带血、尿中渗血、性交精血出现均属血证范畴。在一般情况下，上述症状不易同时出现，但患者以上症状同时出现。血的形成由水谷之精气所化生。《灵枢经·决气》曰："中焦受气取汁，变化而赤，是谓血。"血液生化于脾，藏受于肝，总统于心，输布于肺，化精于肾，脉为血之府。血液生成之后，在脉中运行不息，环周不休，以润养全身。当各种原因导致脉络损伤或血液妄行时，血液就会溢出脉外而形成血证。

　　便血的形成是由胃肠脉络受损所致，临床上主要有肠胃湿热及脾胃虚寒。尿血的病位在肾与膀胱，其主要的病机是热伤脉络及脾肾不固。热伤脉络之中又有实热与虚热之分，脾肾不固之中又有脾虚及肾虚之分。性交精血属于阴精枯竭，纵欲强行，扰动精血，倒流膀胱所致。

　　综观该病例，总的病机是气虚脾弱，肾阳不足，精亏血热，血不化精，固摄无权。患者病程长达数年，屡屡求医，疗效欠佳，鉴于患者表现，综合权衡，抓其重点不忽佐症，主症与旁症兼顾，整体调理，在用药方面必须做到补益为主，攻邪为辅，温阳为主，清热为辅，寒凉药与温热药必须适中，方可奏效，否则在治疗中必然会出现偏差。因此，以益气健脾、温阳益肾、清热滋阴、凉血止血、填精固涩为基本治法。初诊处方中生黄芪、党参、炙甘草、炒山药补气健脾益肾；生地黄、炒白芍、小蓟、益母草、桃仁滋阴清热，凉血止血；续断、益智仁、菟丝子辛甘温阳补肾益精；桂枝温阳通络；鱼腥草清热解毒，利尿；路路通行气活血，通络利水。服药8剂，初见成效，以后各诊，根据患者证候表现，随症加减，使病情逐渐向好。前后十二诊，服药 70 余剂，使数年之痼疾得以消除。根据每次临诊表现，可灵活加减用药，如仙鹤草、五味子、西洋参、枳壳、陈皮、生蒲黄、芡实、干姜、藕节炭、丹参、乌药、桑椹、熟附子、巴戟天、胡芦巴、阳起石等。

四十八、疝气术后并发症

李某，男，61 岁，山西省吕梁市临县石白头龙局头村人，2013 年 9 月 16 日初诊。

2013 年 3 月初因少腹憋胀拘急不舒就诊于临县人民医院，经确诊进行疝气手术后，上述症状未有减轻，伴见大小便不爽，经各项检查，未查出病因。后就诊于吕梁市人民医院，以前列腺炎对症治疗，乏效（西药以抗生素，中药以清热解毒燥湿之药），病程长达 7 个月，近日来上述症状逐日加重，不能胜任家务，前来我处就诊。刻诊：精神较差，消瘦体质，恶风，怕冷，易汗出，纳可，大便稀溏、日 5 ～ 6 行，小便不爽，少腹部及尿道口疼痛，舌质淡，苔微厚，脉沉细无力。辨证：阴阳不调，肾阳虚损，气化无权，瘀滞不通。治法：调和阴阳，温肾助阳，健脾行水，通经活络。

处方：桂附八味丸加减。

桂枝 10 g，当归 10 g，炒白芍 12 g，熟地黄 24 g，牡丹皮 10 g，泽泻 10 g，茯苓 15 g，乌药 10 g，车前子^{包煎}12 g，鱼腥草 30 g，阿胶^{烊化}10 g，蛇床子 12 g。5 剂，水煎，空腹服。

二诊：2013 年 9 月 23 日。服药 5 剂，效果明显，食欲正常，大便次数明显减少，日 2 ～ 3 行，小便较爽，舌苔微厚，脉象有起色。因服药后自觉上焦微热，眼睛有点干涩模糊，在上方中加菊花 18 g、枸杞子 15 g,5 剂，水煎，食后服。

三诊：2013 年 9 月 29 日。症状基本稳定，小腹憋胀已无，大便日 1～2 行，小便正常，一切恢复如旧。为巩固疗效，守方继服 5 剂。

按：患者经疝气手术后，少腹部仍觉憋胀不舒，大小便不爽，经对症支持治疗，症状毫无减轻之势，反逐日加重，不能正常生活，实难胜任家务。根据患者表现，我认为阴阳不调、肾阳虚损是其发病的根本，查阅前医所用之药，西医不论，中医仍以清热、燥湿、解毒之法论治，致使机体逐日受损，形成虚者更虚、实者更实之势，病程长达 7 个月。

《金匮要略·血痹虚劳病脉证并治第六》云："虚劳腰痛，小腹拘急，小便不利者，八味肾气丸主之。"该方助阳之弱以化水，滋阴之虚以生气，使肾气振奋，则诸症自消。方中加当归、炒白芍、阿胶养血敛阴，调阴阳；加乌药入肾、膀胱，顺气止痛，散寒温肾；加蛇床子温肾助阳，燥湿杀虫；鱼腥草清热解毒，利尿兼制温阳之药过多而出现热甚，是为佐药。服药 5 剂效果明显，守方继服，症情稳定，前后三诊，服药 15 剂，时达 7 月之顽疾告愈。

四十九、免疫性血小板减少症（胁痛）

张某，男，51 岁，县财政局干部，2013 年 7 月 21 日初诊。

2012 年劳累后出现全身乏力，休息后可缓解，无食欲下降、恶心、消瘦等症状，未予重视。4 月前发现尿黄，巩膜黄染，面色晦暗，下肢皮肤散在出血点，挤压后皮肤易出现疹斑，间断鼻衄，出血量少，可自行止血，无牙龈出血，无少尿、尿急、尿痛，无皮肤瘙痒、陶土样便；无食欲下降、恶心呕吐，无多饮、多尿，就诊于山西医科大学第一医院，检查提示肝功能异常、血小板减少（具体不详），考虑血小板减少性紫癜，给予升血小板治疗后症状无好转。2013 年 3 月 6 日就诊于某部队医院，检查提示铁蛋白升高。5 月 28 日于山西省儿童医院复查，铁蛋白 557.8 μg/L，血小板 39.5×10^9/L，肝功能仍异常。腹部彩超示：脂肪肝、脾大。初步诊断：肝功能异常待查、酒精性肝病、脾功能亢进。予以数周对症治疗，病症转变不大，胁下疼痛不舒，逐日加重，故前来我处要求中医治疗。刻诊：颜面部晦暗不华，眼部及口唇周边暗黑，唇部干裂，纳可，大便正常，小便色黄，嗜睡，舌暗红，苔微厚，脉沉细无力。辨证：脾肾俱虚，内郁气滞，湿浊壅盛，脉络不通。治法：疏肝行气，升清降浊，活血通络，温补肾阳。

处方：升降散、一贯煎加味。

蝉蜕 10 g，僵蚕 10 g，片姜黄 10 g，大黄 9 g，枸杞子 15 g，生地黄 24 g，麦冬 15 g，川楝子 10 g，巴戟天 12 g，炙鳖甲^{先煎}20 g，续断 20 g，薏苡仁 20 g，泽兰叶 10 g，丹参 20 g，佩兰叶 12 g。8 剂，水煎，食后服。

二诊：2013 年 8 月 3 日。舌苔厚腻开始消退，口唇周暗黑转红，其他无特殊，脉仍细数。在前方中加锁阳 10 g、淫羊藿 12 g，7 剂，水煎，食后服。

三诊：2013 年 8 月 11 日。自觉舌体干燥，略有口干但不甚，唇部皮色转红，舌红，苔微厚，舌下静脉无迂曲，脉较前有力。在前方中去锁阳、淫羊藿，加厚朴 10 g、佩兰叶 12 g，7 剂，水煎，食后服。

四诊：2013年8月25日。血小板30×10⁹/L，白细胞3.38×10⁹/L。舌淡，苔薄白、无厚腻，口唇部转红、无晦暗。

处方：蝉蜕10 g，僵蚕10 g，片姜黄10 g，大黄9 g，太子参20 g，女贞子15 g，墨旱莲20 g，炙鳖甲^{先煎}20 g，川楝子12 g，巴戟天12 g，续断20 g，淫羊藿12 g，锁阳20 g，麦冬20 g，土茯苓30 g，生地黄20 g，桑椹20 g。6剂，水煎，食后服。

五诊：2013年9月6日。食欲好，睡眠好，口干，尿黄、混浊，大便干结，舌淡、苔厚。上方中去桑椹、土茯苓、续断，加茵陈20 g、车前子12 g、虎杖15 g，7剂，水煎，食后服。

六诊：2013年9月15日。精神一般，纳可，嗜睡，舌淡，苔微厚、但不腻，脉细数。仍以前方继服，6剂，水煎，食后服。

七诊：2013年9月24日。眼睛干涩，耳鸣不清，食欲较好。舌淡、苔微薄（厚腻苔逐渐变薄），脉细数。实验室检查结果：ATP 107，GGT 151.3 ↑，TBH 72.3 μmmol/L ↑，DBH 24.8 μmmol/L，TBIL（总胆素）47.50 μmol/L，DBIL（直接胆红素）20 μmol/L，ABA（总胆汁酸）41.2 mmol /L升高，PA（总白蛋白）101 mg /L，血小板28×10⁹/L，肾功能正常。

处方：蝉蜕10 g，僵蚕10 g，片姜黄10 g，大黄9 g，太子参20 g，女贞子15 g，墨旱莲20 g，炙鳖甲^{先煎}15 g，川楝子10 g，巴戟天12 g，续断20 g，淫羊藿12 g，锁阳20 g，麦冬20 g，土茯苓30 g，桑椹20 g，生地黄30 g，虎杖15 g，决明子15 g，泽兰叶10 g。6剂，水煎，食后服。

八诊：2013年10月4日。精神较前有好转，舌淡，少苔，脉细数。上方中加枸杞子 15 g、合欢花 15 g，7 剂，水煎，食后服。

九诊：2013 年 10 月 12 日。精神较好，腰部不乏困，食欲正常，眼干涩，不时流泪，舌红，苔厚大减，脉象略有起色。

处方：蝉蜕 10 g，僵蚕 10 g，太子参 20 g，女贞子 15 g，墨旱莲 20 g，炙鳖甲^{先煎} 20 g，续断 20 g，淫羊藿 12 g，锁阳 20 g，麦冬 20 g，土茯苓 30 g，桑椹 20 g，决明子 15 g，茺蔚子 15 g，丹参 20 g。7 剂，水煎，食后服。

十诊：2013 年 10 月 20 日。下肢时有疲软，膝盖以下怕冷，食欲正常，舌淡，苔微薄，脉细数。血常规结果：血小板上升至 62×10^9/L。

处方：蝉蜕 10 g，僵蚕 10 g，片姜黄 10 g，大黄 9 g，太子参 30 g，女贞子 15 g，墨旱莲 15 g，炙鳖甲^{先煎} 20 g，川楝子 12 g，巴戟天 12 g，续断 20 g，淫羊藿 10 g，锁阳 10 g，麦冬 30 g，鹿角胶^{烊化} 10 g，桂枝 10 g，桃仁 9 g，厚朴 9 g，生地黄 30 g，生黄芪 30 g。8 剂，水煎，食后服。

十一诊：精神较好，食欲正常，下肢怕冷缓解，整体观察，病情基本稳定，血小板继续上升至 74.3×10^9/L。嘱其守法守方，继续服药，以提高各脏腑的功能，促使血小板计数尽快达到正常水平。

按：患者初期诊断为血小板减少性紫癜、肝功能异常待查、酒精性肝病、脾功能亢进，对症治疗，效果不甚理想。究其原因，并非治不得法，而是忽略了人体的整体观念，这当然是由于受现代医学的微观观点和单一病症对症处理的影响所致。

现代医学认为，血小板减少性紫癜的形成，主要是患者血清存在自身血小板抗体所致。这种由脾脏 B 淋巴细胞产生的血小板抗体与血小板结合形成复合物，刺激淋巴细胞，使其对血小板有毒性作用，血小板寿命明显缩短，自身抗体吸附于巨核细胞胞浆，其产生血小板能力下降，发生成熟障碍。本症不仅有血小板数量减少，其功能也受到影响。血小板黏附、聚集能力减弱，血小板第 3 因子活性减低。脾功能亢进，由于原发和继发性的脾大，导致周围血中红细胞、血小板、白细胞一系或多系减少，而骨髓却显示有关细胞增多。

由于现代医学注重单一病症的治疗，即使对靶给药，也只暂缓一时，疗效不够持久。该病初期曾针对表现，给予保肝、升血小板药物治疗，并未起到好的疗效。

中医认为，本病病因多为病程日久与治疗相关因素等导致的脾肾亏虚、阴阳失和。病机主要是脾肾亏虚为本，血溢脉外、瘀阻络脉为标，多数患者还伴有慢性感染（如慢性咽炎、扁桃体炎、尿道炎及胃部幽门螺杆菌感染等），可诱发或加重本病，故热毒也为致病之标因。

患者来我处就诊时，表现为胁下疼痛不舒，逐日加重，颜面部晦暗不华，眼部及口唇周边暗黑，唇部干裂，寐差，小便色黄，脉沉细无力，舌质暗红，苔厚腻。经过四诊合参，全面分析，认为属脾肾俱虚，内热气滞，湿浊壅盛，脉络不通，治以疏肝行气，升清降浊，活血通络，温补肾阳。疏以升降散、一贯煎加补肾温阳、活血之药。服药 8剂，病有转机，湿浊之邪开始消退，口唇周边由暗黑转红。效不更方，加温阳补益肝肾之药锁阳、淫羊藿以增强疗效。后续复诊，根据临床表现，在总的治疗原则不变的情况下，守方加减药物，病情向好。

患者病程较长，表现复杂，治疗从始至终，贯穿一条主线，即清泻邪热、调畅气机、升清降浊、滋补肝肾、活血化瘀、疏通经络、补肾助阳。临时出现变故，对症处理，以此来协调各脏腑的功能，使之发挥各自的正常生理作用，从而使脾强健运，肝疏有序，肾主气化的功能正常，使各症状不断消退，血小板计数逐渐上升将达正常水平。

五十、前列腺炎

刘某，男，42岁，山西省吕梁市林家坪镇人，2013年4月15日初诊。

少腹下坠，左侧睾丸疼痛，不能负重，用力稍大则腰部困乏不能站立，经吕梁市人民医院全面检查诊断为前列腺炎、附睾炎。西医给予对症治疗，症状略有缓解，但每遇较重体力活，症状再现。中西医并治，病情毫无进展，病程长达3年。近日来病情日益加重，有时难以料理家务，特来我处要求中医治疗，刻诊：时常恶风，畏寒，头重昏蒙，小便时有灼热不爽，阳痿，阴茎微小内缩，脉沉细，舌质淡，苔微薄。辨证：阴阳虚损，寒邪郁阻，络脉不通。治法：温阳补肾，健脾燥湿，活血通络。

处方：柴胡10 g，黄芩10 g，党参18 g，半夏12 g，炒山药30 g，盐黄柏10 g，桃仁10 g，乌药10 g，生地黄30 g，车前子^{包煎}12 g，荔枝核12 g，仙茅12 g，橘核15 g，决明子15 g，巴戟天12 g，鱼腥草30 g。14剂，水煎，食后服。

二诊：2013年5月4日。服药5剂后恶风、畏寒有减，14剂服完，上述症状明显好转，现时有头晕、胃部灼热、反酸，二便正常，舌质淡、苔微薄，脉细数。在理气温阳补肾的基础上佐以益阳养胃之药。

处方：柴胡 10 g，黄芩 10 g，党参 15 g，半夏 12 g，炒山药 30 g，盐黄柏 10 g，桃仁 10 g，乌药 10 g，生地黄 30 g，车前子^{包煎}10 g，巴戟天 12 g，淫羊藿 12 g，砂仁^{后下}10 g，海螵蛸 20 g，麦冬 20 g。10 剂，水煎，食后服。

三诊：病情基本稳定，食欲正常，精神尚好，性功能逐日向好。因服药无任何副作用，嘱其守法守方再进 15 剂以善后。

按：中医没有与前列腺炎完全相同的病名，该病属于传统医学的虚劳、淋证、阳痿等范畴。

患者见恶风、畏寒，属于阳虚、正气不足的表现。小便灼热不爽、淋漓不断为膀胱气化失调，功能减退所致。《黄帝内经》云："膀胱者，洲都之官，津液藏焉，气化则能出矣。"阴茎内缩、阳痿，是由于命火衰微，三焦失调，湿邪下注，阻滞经脉所致。《类证治裁》曰："亦有湿热下注，宗筋弛纵，而致阳痿者。"见症状表现，治以疏肝理气、健脾温肾、活血化瘀、软坚散结、渗湿通淋。以小柴胡汤和解少阳，交通内外，宣利三焦，略加温阳补肾、活血化瘀、软坚散结、清热利湿、通淋之药。服药 14 剂，病情大有好转，根据临时表现随症加减用药，继服 10 剂，病情稳定，守法守方连服 15 剂以善后，使 3 年之痼疾近期获愈。

五十一、头痛（厥阴头痛）

刘某，女，46 岁，山西省吕梁市临县城东关街人，2014 年 9 月 10 日初诊。

头痛 10 年余，其间曾多方检查治疗，乏效，只能以去痛片（3～4次/日）、脑宁、维生素族类药物维持现状，天气变化头痛发作时，用力打击头部才能缓解。近日感冒后头痛加重，以去痛片及脑宁难以平息，前来我处要求中医治疗。刻诊：恶风微汗出，头痛难忍，巅顶较甚，干呕欲吐，舌质淡，苔白滑，脉沉细。辨证：肝胃气逆，中寒不运。治法：暖肝温胃，降逆止呕。

处方：吴茱萸汤加味。

吴茱萸10 g，人参10 g，生姜10 g，大枣10枚，桂枝10 g，菊花15 g，半夏12 g，旋覆花^{包煎}10 g，天花粉10 g，炙甘草6 g。5剂，水煎，食后服。

二诊：2014年9月18日。服药5剂，症状大减。在前方中加枸杞子15 g，继服5剂以观疗效。

三诊：2014年9月23日。近日感冒1次，但未服去痛片、脑宁等药，没有出现任何不适，头痛症状逐日减轻，舌淡、少苔，脉沉细。

处方：吴茱萸10 g，人参10 g，桂枝10 g，菊花15 g，半夏12 g，旋覆花^{包煎}10 g，天花粉10 g，炙甘草6 g，生黄芪18 g，板蓝根15 g，路路通10 g。5剂，水煎，食后服。

四诊：2014年9月29日。舌红，脉细数。

处方：在前方中去天花粉10 g、板蓝根15 g，加羌活3 g、桃仁10 g，8剂，水煎，食后服。

五诊：2014年10月10日。近日感冒1次，未服任何感冒药物，1天后症状消失，精神转好，食欲正常，头痛未复发。舌红，薄白苔，脉和缓有神。为巩固疗效，以前方加肉桂20 g，煅龙骨、煅牡蛎各20 g，生黄芪20 g，8剂，水煎，食后服。

按：患者头痛长达10年，实属罕见，虽经多方治疗，但疗效甚微，其根本原因是未寻找到致病的根本所在。从患者临床表现而辨，确认为肝寒气逆、中寒不运所致。恶风、微汗出，属阳虚卫气不足，头痛难忍、巅顶较甚、干呕欲吐，此为典型的肝寒气逆之证。正如《伤寒论》原文第378条所说："干呕，吐涎沫，头痛者，吴茱萸汤主之。"拟以吴茱萸汤加味，以暖肝温胃、降逆止呕，必效无疑，所以首诊服药5剂，疗效显见，以后几诊，守原法不变，根据每诊服药后的具体表现随症加减药物，使病情逐步向好。前后往复5诊，服药30余剂，使10年之头痛完全消除。随访数十日，未复发。

五十二、虚劳水肿

曹某，女，42岁，山西省吕梁市临县城东关街人，教师，2014年2月17日初诊。

乏力、汗出、身体发胖浮肿3年，近日汗出加重。3年前感受寒邪后，因治不得法，出现全身疲软，汗出淋漓，从此身体日衰，不能正常工作，身体逐渐发胖，体重剧增，现体重增至70kg（以前体重45kg左右），为此曾多方治疗，疗效甚微，且病情发展还有加重之势。特来我处要求中医诊治。刻诊：丰腴体质，全身高度水肿，颜面浮肿、㿠白，恶风汗出，行走艰难，步履蹒跚，舌淡，苔白水滑，脉细滑沉迟。辨为阴阳不调，脾虚不运，水湿潴留，舟楫不旋，治以调和阴阳，健脾益气，宣通上焦，肃降利水。患者询问能否开方一剂，试服后再做决定。余问为何？患者答：因病3年，求医无数，开始不管什么药，均可服用，但近1年来，有些药服1剂就不能继续服用，否则出现不良反应，所以有相当一部分药物只能白白浪费。鉴于此，先试开 2 剂以小试，白天服 1 次试探。

处方：桂枝 12 g，砂仁^{后下}10 g，当归 10 g，炒白芍 15 g，陈皮 10 g，炒山药 30 g，鸡内金 15 g，半夏 12 g，焦三仙各 24 g，党参 20 g，桔梗 10 g，炙甘草 12 g，木防己 10 g，生姜 3 片，大枣 6 枚。2 剂，水煎，食后服。

二诊：2014 年 2 月 24 日。服药 2 剂后，未出现任何不良反应，情况较好，全身浮肿略有减轻。

处方：生黄芪 15 g，桂枝 10 g，当归 10 g，炒白芍 18 g，陈皮 10 g，炒山药 30 g，砂仁^{后下}10 g，鸡内金 15 g，半夏 12 g，党参 20 g，桔梗 10 g，炙甘草 12 g，焦三仙各 20 g，木防己 10 g，菟丝子 15 g，生姜 3 片，大枣 6 枚。3 剂，水煎，食后服。

三诊：2014 年 3 月 10 日。各症状明显减轻，时有腰酸。

处方：桂枝 10 g，炒白芍 30 g，炙甘草 12 g，炒白术 10 g，生黄芪 20 g，太子参 20 g，炒山药 30 g，五味子 10 g，续断 12 g，茯苓 15 g，焦三仙各 20 g，桑白皮 15 g，生姜 3 片，大枣 10 枚。3 剂，水煎，食后服。

四诊：2014 年 3 月 20 日。眼干涩。守前方加桑叶 10 g、枸杞子 15 g、木瓜 12 g，3 剂，水煎，食后服。

五诊：2014 年 3 月 31 日。腹部明显凹陷，身体活动较前灵活自如。近日全身有一种接触性过敏感，夜间出现，白天较少发生。眼睛干涩，乏力，食欲欠佳，时有干呕，舌质淡红，苔微薄，脉沉细。拟以小柴胡汤合桂枝汤加味，意在调和阴阳、和解少阳、通利三焦，以平衡内外上下，为下步的治疗奠基夯实。

处方：柴胡 10 g，黄芩 10 g，党参 18 g，半夏 12 g，

桂枝 10 g，炒白芍 10 g，干姜 9 g，茯苓 12 g，地龙 10 g，桑白皮 10 g，桑叶 10 g，炒山药 30 g，炙甘草 10 g，焦三仙各 20 g。3 剂，水煎，食后服。

六诊：2014 年 4 月 8 日。症状明显减轻，食欲正常，小便频数，舌质转红，苔微薄，脉沉细数。继前方加益智仁 12 g，3 剂，水煎，食后服。

七诊：2014 年 4 月 16 日。各症状明显缓解，视力明显提高，食欲正常，精神较好，舌淡红，脉细数。

处方：桂枝 10 g，炒白芍 10 g，炙甘草 12 g，炒白术 10 g，生黄芪 20 g，西洋参 12 g，炒山药 30 g，五味子 10 g，续断 12 g，茯苓 10 g，益智仁 10 g，桑白皮 15 g，当归 10 g，鸡血藤 15 g，车前子^{包煎}10 g，焦三仙各 20 g，大枣 10 枚。6 剂，水煎，食后服。

八诊：2014 年 5 月 4 日。下肢轻度浮肿，微恶寒，下肢及腰部有一种抽搐感，晚上心中瘙痒不安难以入睡，食欲正常，小便可，大便干，舌淡少苔，脉细。方为桂枝汤合真武汤加味，意在调和阴阳，温肾健脾，利水安神。

处方：桂枝 10 g，炒白芍 30 g，炒白术 12 g，熟附子 9 g，桑白皮 15 g，炒山药 30 g，木瓜 12 g，党参 18 g，丝瓜络 15 g，炙甘草 6 g，车前子^{包煎}12 g，干姜 9 g，茯苓 10 g，黄芩 10 g。5 剂，水煎，食后服。

九诊：2014 年 6 月 6 日。浮肿基本已无，食欲正常，精神较好，时有口干，眼部微肿，舌红、苔微薄，脉微细。在前方中加桑叶 10 g、决明子 15 g，去鸡血藤，继服 8 剂。

十诊：2014 年 8 月 12 日。病情较稳定，各方情况不断向好，现在体重下降至 50.1kg，从表面看基本恢复原来体形。根据身体向好状况，嘱其以丸药巩固疗效。早服补中益气丸 1 丸，睡前服金匮肾气丸 1 丸，坚持数月再作抉择。

按：患者表现复杂多变，实乃难治之证。以临床证候表现，确认虚损无疑，理应以温补壮阳、益气宣通是为上策，但在前医几年治疗过程的思路及用药中发现并非如此，前人之鉴，值得深思。余认为，面对各种慢性病、疑难病，从何着手，是成败的关键，若是见病治病，好比隔靴搔痒，不解决根本问题。根据本病例的特殊性，调和阴阳、健脾益气之治法，应贯穿始终。首诊方药，2 剂后病情有了转机，七诊前病情一直向好，未出现大的反复。八诊时病情略有反转，一时出现他症，细细斟酌，阴阳不调、脾肾阳虚，仍是该病的根本所在。故改前法易桂枝汤合真武汤加味，调阴阳、温脾肾，连续两诊，病情一直比较稳定，逐日向好。后以丸药善后，以防复发。

五十三、头晕、呕吐

郭某，男，10 岁，山西省吕梁市临县郭家沟人，2014年 11 月 10 日初诊。

头晕、呕吐 3 年，加重 1 周。3 年前无明显诱因出现眩晕、呕吐，认为是感冒，对症给药，症状稍平。日后时常出现上述症状，且逐渐加重，发作严重时可吐出胆汁甚至淡血水。在省级医院多次进行 CT、核磁共振、脑部 B 超等检查，未发现任何器质性病变。曾四处寻医问药，无效。近 2 月，病情愈发严重，不能正常上学。在友人的介绍下前来我处诊治。刻诊：食欲正常，精神萎靡，眉头紧锁，面无青少年活泼之貌，应诊之时，俯案趴桌，少言寡语，甚似一个年长久病之人，睡眠不佳，二便正常，舌淡微红，脉细数。辨证：肝寒，三焦不利，清阳不升，浊阴不降。治法：暖肝，通利三焦，升清降浊。

处方：小柴胡汤、吴茱萸汤加地龙 12 g、焦三仙各 20 g。

柴胡 12 g，黄芩 10 g，人参 10 g，半夏 12 g，吴茱萸 9 g，炙甘草 10 g，地龙 12 g，焦三仙各 20 g，生姜 3 片，大枣 8 枚。4 剂，水煎，食后服。

二诊：2014 年 11 月 14 日。服药 4 剂，症状较前大有转变，精神较好。患儿与首诊比，判若两人，恢复了少儿所有的活泼顽皮好动的特征，未再出现眩晕、呕吐等症状，微有咽干、咳嗽等，舌红，苔薄白，脉细数。

处方：柴胡 10 g，黄芩 10 g，西洋参 10 g，半夏 10 g，桂枝 10 g，天花粉 10 g，旋覆花 10 g，吴茱萸 3 g，菊花 18 g，地龙 12 g，鱼腥草 20 g，浙贝母 15 g，枇杷叶 24 g，炙甘草 6 g，焦三仙各 12 g。4 剂，水煎，食后服。

三诊：2014 年 11 月 21 日。病情稳定，再未出现眩晕、呕吐等症。为巩固疗效，在前方中去菊花，加入乌梅 15 g、槟榔 6 g，继服 6 剂以善后。

按：患者头晕、呕吐 3 年之久，在临床中实属少见。头晕呕吐一般在感冒或饮食不当而致脾胃功能失常，胃气上逆时出现，只要对症给药即可，但该例眩晕、呕吐症，并无特殊诱因，同时无任何器质性病变，久治不愈，真乃奇难病证。我在处方之前，细细思考，导致该证的因素，主要与脏腑的功能、经络的运行障碍有关，少阳三焦经受阻，与厥阴心包、肝经互不相通，从而内外不调，肝寒胃冷，逆气上冲，中枢不转，三焦不通，寒湿格下，热邪上扰，导致该病的发生。因此，考虑可否从和解、通利、温补、提升的法则着手，打破见呕止呕、平肝潜阳的方法。根据患儿的表现，我认为，小柴胡汤不但能和解少阳，疏通表里，还能疏利三焦，沟通上下，调整各脏的功能；吴茱萸汤能暖肝温中补虚，降逆止呕，所以首诊处以4剂。二诊病情大有好转，呕吐、眩晕暂未出现，微有咽干、咳嗽等症，二诊守原方，西洋参易人参，以补气养心且不温燥；加鱼腥草、浙贝母、炙枇杷叶，以清肺止咳。三诊病情稳定，再未出现呕吐、眩晕，为巩固疗效，守法继进6剂以善后。

五十四、黄疸性肝病

刘某，女，38岁，临县政府办职员，2014年9月20日初诊。

素体阳虚、恶寒，左半身怕冷、麻木，容易感冒。1个月前感冒，予拔罐疗法，身痛有减，3天后全身酸痛又发，内服中药数剂不佳，继进3剂（具体药物不明），症状不减，反发热，体温达39.4℃，恶寒，皮肤瘙痒，面部皮肤微有发黄，但不甚，在人民医院做肝功能检查，各项指标均不正常，谷丙转氨酶（ACT）665 U/L，谷草转氨酶（AST）323 U/L，总胆红素（ACP）52.1 mmol/L，直接胆红素（r–GT）35.1μmol/L，碱性磷酸酶179 U/L，谷氨酰转肽酶313 U/L。刻诊：疲软，精神欠佳，面色不荣、微黄，纳可，皮肤瘙痒，大便较干结，2～3日1行，小便黄，舌淡，苔微黄，脉弦细。辨证：肝胆湿热，郁阻脉络，三焦不利。治法：升清降浊，清肝利胆，疏通经络，健脾燥湿。

处方：升降散、桂枝汤、茵陈蒿汤加减。

蝉蜕10 g，僵蚕10 g，片姜黄10 g，大黄9 g，炒栀子

12 g，茵陈 20 g，桂枝 10 g，炒白芍 15 g，连翘 12 g，五味子 10 g，泽兰叶 10 g，赤小豆 15 g，茯苓 15 g，焦三仙各 20 g。7 剂，水煎，食后服。

二诊：2014 年 10 月 6 日。药后精神大振，食欲有增，大便正常，1～2 日 1 行，小便清，苔厚有减，脉象较前有好转。肝功能检查：谷丙转氨酶 172 U/L，谷草转氨酶 226.1 U/L，碱性磷酸酶 154.3 U/L，谷氨酰转肽酶 240 U/L，总胆红素 32.92 mmol/L，直接胆红素 18.03 μmol/L，总胆汁酸 17.61 μmol/L。效不更方，守前方继服 7 剂。

三诊：2014 年 10 月 14 日。肝功能检查：谷丙转氨酶 60.04 U/L，草谷转氨酶 90 U/L，总胆红素 23.1 mmol/L，直接胆红素 10.8 μmol/L，谷氨酰转肽酶 193.01 U/L，腺苷酸脱氨酶（TBA）25.1 mg/L，5- 核苷酸（5-NC）21.01 U/L。其他无特殊不适，食欲正常，皮肤瘙痒已无，大便日 1～2 行，微干，小便可，舌红少苔，黄厚腻苔减退，脉细数，遵前法略有增减。

方药：党参 18 g，蝉蜕 10 g，僵蚕 10 g，片姜黄 10 g，大黄 9 g，炒栀子 12 g，茵陈 20 g，桂枝 12 g，炒白芍 15 g，连翘 12 g，五味子 10 g，泽兰叶 10 g，赤小豆 10 g，茯苓 15 g，鸡内金 15 g，肉豆蔻 10 g，丹参 10 g，炙黄芪 15 g。6 剂，水煎，食后服。

四诊：2014 年 10 月 23 日。舌红，苔微黄薄，脉右缓、左弦。肝功能检查接近正常。

处方：党参 18 g，蝉蜕 10 g，僵蚕 10 g，片姜黄 10 g，大黄 9 g，炒栀子 12 g，茵陈 20 g，连翘 12 g，五味子 10 g，泽兰叶 10 g，赤小豆 10 g，茯苓 15 g，鸡内金 15 g，丹参 10 g，决明子 15 g，生白术 10 g，黑芝麻 30 g。7 剂，水煎，

食后服，嘱注意调理。

　　按：患者素体阳虚，恶寒，左半身怕冷，易感冒，属阴阳不调。感受外邪感冒后，出现体温升高，继则出现乏力、精神萎靡、皮肤瘙痒、面部微黄、大便干结等表现。肝功能检查各项指标均超出正常值数倍。其原因有两点：①素体阳虚，正气不足，一旦感受外邪，无力与邪抗争，驱邪外出，致使病邪继续深入而侵犯脏腑；②病初治不得法，致使病程长达1月，由于在漫长的时间里，病情的发展是多变的，虽然该患者并非湿重阳热体质，但当邪闭时长无法疏泄时，将会出现郁久化热的表现。患者面部微黄，大便干结，小便黄，苔微黄，一派郁久化热、经脉不畅的表现，故治疗宜升清降浊，清肝利胆，疏通经络，健脾燥湿。方用升降散、桂枝汤、茵陈蒿汤加减，服药7剂，病情大有好转，肝功检查各项指标有所下降。二诊守法守方继进7剂，肝功能检查各项指标大幅度下降。三诊病情基本好转，各项化验指标基本正常。四诊起遵首诊法则，守方略有加减，继服8剂以固疗效。

　　方中升降散升清降浊，祛风清热，交通内外；桂枝汤调和营卫，解肌发表；茵陈蒿汤清热利湿祛黄。研究证明该方有利胆及促进肝细胞再生的作用。方中加连翘（连翘根）苦微寒、入胆经，清热利湿，解毒；五味子敛肺滋肾；赤小豆利水除湿；泽兰叶活血散水；茯苓利水渗湿，健脾和胃；焦三仙消食健脾益胃。以上诸药，协同主方增强疗效。

五十五、中度脂肪肝（胁痛）

　　刘某，男，38岁，临县政府办职员，2015年10月6

日初诊。

1 年前感觉右胁及胃脘不舒，初始并不在意，但症状逐日加重，变化多端，伴有心烦、悸动不安、难眠多梦、嗳气频发、食欲不振、胁痛时重时轻。一遇所难之事，疼痛加重，针刺样感觉，一度影响正常工作，在上级医院行彩超、CT 检查，诊断为中度脂肪肝，余无特殊病变。曾服中西药众多，疗效并不满意，后来我院诊治。初诊以柔肝软坚、健脾和胃降逆治疗，服中药 16 剂乏效，后拟下方以试服。

处方：柴胡 10 g，枳实 12 g，炒白芍 18 g，炙甘草 6 g，川楝子 12 g，泽兰叶 10 g，炙鳖甲 24 g，党参 18 g，焦三仙各 24 g，茵陈 18 g，五味子 10 g，炒山药 30 g，草豆蔻 10 g。4 剂，水煎服。

服药 4 剂，各症状明显有减，食欲尚好，睡眠有改善，因效不更方，嘱其守方继服，共服 18 剂，一切症状皆无，精神较好，食欲正常，体重较前有增，再次到市级医院做彩超，提示为轻度脂肪肝，一切向好。

按：胁痛一证，病位主要在肝胆，形成胁痛的原因较多，临床辨证应结合兼证，分清气、血、虚、实。气滞、血瘀、湿热所致的胁痛，一般为实证；阴阳不足而致的胁痛，则为虚证。

患者胁痛，表现复杂，变化多端，服中西药物众多，疗效甚微，余初诊仍以常法论治，服药十多剂，毫不见效，经细询问，得知患者在一年半的时间内，相继有三位家人离世，精神压力过大，积久成痨。根据病者叙述，结合舌脉象（脉沉细弦，舌淡，略有瘀点），回想《伤寒论》所述"少阴病，四逆，其人或咳，或悸，或小便不利，或腹中痛，或泄利下重者，四逆散主之"，所以投四逆散疏肝解郁，略加益气健脾、软坚燥湿之品以治之，服药4剂，初见成效，连续18剂，症状大有好转，胁痛若失，再次行彩超检查，转为轻度脂肪肝。

五十六、咳嗽喘息

刘某，女，已成年，新华社记者，北京人，2015年1月9日初诊。

8岁时，感冒后出现咳嗽、吐痰、喘急，经治疗缓解。此后一旦受凉感冒则出现类似症状，对症给药，略有缓解，持续数十年之久。近2年咳嗽症状加重，冬春季节较重，同时伴有哮喘，曾就诊于北京协和医院，院方认为本病不可能根治，发病时只能暂缓维持，以防加重，经友人介绍前来我院诊治试服中药。刻诊：恶风，怕冷，易汗出，咳嗽气短，喘息，痰稀，左胸闷胀，食欲尚可，寐差，舌淡，苔微薄，寸脉浮数，尺脉沉细微。辨为阴阳不调，肺肾不足，脾虚痰湿，脉络不通。治以调和阴阳，补肺益肾，定喘止咳，健脾化痰，化瘀通络。

处方：黄芪桂枝汤加减。

桂枝10 g，炒白芍10 g，生黄芪18 g，仙鹤草15 g，天花粉10 g，沙参20 g，蝉蜕10 g，炙甘草6 g，丹参18 g，浙贝母15 g，薤白头10 g，焦三仙各20 g，炒枣仁20 g，陈皮10 g，生姜3片，大枣6枚，蛤蚧 [1对分2剂用] 3对。6剂，水煎，食后服。

二诊：2015年1月22日。药后，症状明显好转，左胸部也不感憋闷，睡眠有改善。嘱其守原方，加瓜蒌15 g，继服6剂，以观变化，再做定夺。

2015 年 1 月 29 日午电话来告，咳嗽已平，左胸部憋闷感已无，睡眠正常，早上痰多减少。在前方中去蛤蚧，加半夏 10 g、白芥子 10 g、熟地黄 15 g，7 剂以善后。

按：本病属于现代医学支气管炎、哮喘病。少儿发病，一直未好，病程长达 20 年。现代医学对于本病确也没有较好的治疗手段，根据患者表现，究其发病机理，认为该病根本原因属于身体长期处于相对的不平衡，肺气功能不足，肾气虚弱，脾失健运，痰湿阻滞，瘀血阻滞，脉络不通。我认为调和阴阳，补益肺肾，健其脾胃，化瘀通络，促使各脏腑功能协调，才是治疗的根本，故拟黄芪桂枝汤加味。方中桂枝汤调和阴阳，温阳解表，加黄芪益肺气固表；加薤白入肺，理气宽胸，通阳散结；加丹参、炒枣仁活血祛瘀，安神宁心；加蝉蜕入肺，宣肺定痉；蛤蚧入肺、肾二经，补肺益肾，定喘止咳；水煎内服，取其速效之意。首诊服药 6 剂，病情大有好转。二诊守方加瓜蒌 15 g，继服 6 剂。三诊电话来告，咳嗽已平，胸闷已无，睡眠正常，为固疗效守方不变，随症加减，继进 7 剂。

20 余年咳喘患者，经 3 次诊疗，服药不足 20 余剂痊愈，实乃不易，值得深思。

五十七、腹胀、身痛失眠症

李某，男，46 岁，机关工作人员，2016 年 3 月 29 日初诊。

腹胀、全身疼痛、失眠半年余。经全面检查，未发现任何器质性病变。曾中西医治疗数十日，疗效甚微，经友人介绍来我处就诊。刻诊：腹胀满不舒，食饮减退，精神欠佳，全身大关节疼痛，微热，心烦，入睡难，痛苦难熬，小便时有不利，舌淡，苔微薄，脉细濡数。此为经脉闭阻，气化失常，三焦不畅，枢机不利。治以温阳利水，疏通经脉，通利三焦，温中健脾，安神除烦。

处方：五苓散合小柴胡汤加味。

桂枝10 g，泽泻12 g，茯苓15 g，猪苓12 g，炒白术10 g，柴胡10 g，黄芩15 g，党参18 g，半夏12 g，合欢花15 g，炒莱菔子12 g，大腹皮15 g，海螵蛸20 g，生姜3片，大枣6枚。4剂，水煎，食后服。

二诊：2016年4月2日。用药4剂，小便利、量多，腹胀较前有减，睡眠略有改善。

处方：桂枝12 g，炙甘草10 g，炒白芍20 g，泽泻10 g，茯苓15 g，白术10 g，柴胡10 g，黄芩15 g，党参20 g，半夏12 g，大腹皮20 g，合欢花15 g，炒莱菔子12 g，木瓜12 g，鹿角胶10 g，海螵蛸20 g，焦三仙各20 g，生姜3片，大枣6枚。4剂，水煎，食后服。

三诊：2016年4月8日。腹胀已好，身疼痛大有好转，睡眠大有改善，心烦已平，小便利，大便不爽，但不干，舌淡，舌中后部苔厚，脉细数。

处方：生白术30 g，决明子15 g，黄芪18 g，桂枝10 g，续断24 g，炒白芍15 g，香附15 g，杏仁10 g，厚朴10 g，鹿角胶10 g，木瓜12 g，半夏12 g，海螵蛸20 g，生姜3片，大枣6枚。5剂，水煎，食后服。

按：患者病情看似普通，并非疑难杂病，但随着病程时间的延长，各种症状变化百出，经过半年之久的对症治疗，收效甚微，体质逐日下降，无形中背上较重的思想包袱，经全面检查，未发现任何异常，故前来求助于中医治疗。刻诊：腹胀满闷不舒，食饮大减，精神欠佳，全身关节疼痛，微热，心烦，入睡难，痛苦难熬，小便时有不利，舌质淡，苔微薄，脉细濡数。辨为经脉闭阻，气化失常，三焦不畅，枢机不利。治以温阳利水，疏通经脉，通利三焦，温中健脾，安神除烦。方选五苓散合小柴胡汤加合欢花15g、炒莱菔子12g、大腹皮15g、海螵蛸20g。服药4剂，小便利、量多，腹胀较前有减，睡眠略有改善。二诊守法在前方基础上加鹿角胶温阳补肾；加木瓜和胃化湿，舒筋活络，4剂。三诊时腹胀已无，身疼痛大有好转，睡眠大有改善，心烦已平，病趋于愈好。

从患者证候表现，用上方好像不甚对证，但仔细想来也有牵连。《伤寒论》原文第（71）条说："太阳病，发汗后，大汗出，胃中干，烦躁不得眠，欲得饮水者，少少与饮之，令胃气和则愈，若脉浮，小便不利，微热消渴者，五苓散主之。"又如原文第（98）条说："伤寒五六日，中风，往来寒热，胸胁苦满，嘿嘿不欲饮食，心烦喜呕，或胸中烦而不呕，或渴，或腹中痛，或胁下痞硬，或心下悸，小便不利，或不渴，身有微热，或咳者，小柴胡汤主之。"结合患者主要证候表现，腹胀满不舒，食欲减退，微热，心烦，不眠，小便不利，舌淡苔薄白，脉濡数，与原文有相似之处，细推病因确有同处。五苓散化气行水，兼以解表；小柴胡汤和解少阳，通利三焦。两方合用再加相关对症之药，促使肌体脏腑功能达到新的平衡。初服4剂，病有转机。二诊守法加减药物继进，病情大有好转，基本向愈。三诊为固疗效，守法加减药物以善后。